Dieta Cetogénica

Guía completa paso a paso al estilo de vida keto para principiantes: pierde peso, quema grasa e incrementa tu energía

Tabla de Contenido

PREFACIO

En nuestra búsqueda por obtener mejores resultados, los humanos han hecho muchas locuras con la forma en que comemos. Nos morimos de hambre viviendo de la sopa de repollo para adelgazar, y nos llenamos de proteínas que apenas usamos para que podamos ganar músculo. Bebemos jugo de arándanos para combatir una infección urinaria y comemos arándanos para prevenir el cáncer. Pareciera que la comida realmente es una medicina, y que diferentes alimentos, en diferentes combinaciones, funcionan de diferentes maneras para hacernos personas mejores, más en forma, más saludables y más felices.

Ninguna dieta es perfecta para todos, por supuesto. Pero todos tienen mucho que aprender de cada forma de comer, y cada forma de comer tiene beneficios que otras formas de comer no las tienen. Ingresa a la dieta cetogénica.

La dieta cetogénica es una dieta con la que tu dieta promedio será más antigua de lo que piensas. ¿Por qué? Porque la cetosis es lo que sucede cada vez que perdemos grasa, sin importar lo que estemos comiendo. Literalmente, no podemos usar nuestra grasa corporal adecuadamente sin convertirla en cetonas. Lo que hace la dieta cetogénica es evitar los intermediarios. En lugar de luchar contra los antojos constantes, el hambre, los desequilibrios intestinales y la desnutrición, una dieta cetogénica nos permite ingresar y permanecer en la cetosis para beneficio de nuestra salud.

Después de leer este libro, aprenderás qué es una dieta cetogénica, cómo funciona la cetosis, de qué manera una dieta cetogénica puede beneficiarte y cómo seguir una dieta cetogénica de manera adecuada y segura, con objetivos a corto y largo plazo.

Este no es otro libro de dieta para hacerte perder dos libras que volverás a subir en una semana. Esta es una fuente fundamental de conocimiento que cambiará la forma en que ves la comida para siempre.

Capítulo 1: ¿Qué Es La Dieta Cetogénica?

Para comprender una dieta cetogénica, primero debemos comprender que es la cetosis. Es posible que te hayan enseñado en la escuela que nuestros cuerpos necesitan glucosa para alimentar nuestros músculos y cerebros, y a algunos de ustedes les han enseñado que no hay sustituto para la glucosa. Sin embargo, esto no es correcto.

La realidad es que solo tenemos dos fuentes de glucosa: los carbohidratos en los alimentos que comemos y un suministro limitado reservado en nuestros músculos e hígado. Mientras sigamos comiendo y no pasemos mucho tiempo sin comer, podemos funcionar completamente con la glucosa. Sin embargo, si pasamos demasiado tiempo entre comidas o quemamos nuestras reservas de glucosa, como por ejemplo a través de ejercicios de resistencia, nuestra glucosa se agota. Si fuera cierto que solo funcionamos con glucosa, en este punto moriríamos. Sin embargo eso no sucede.

Esto se debe a que nuestro cuerpo tiene dos fuentes principales de energía: la glucosa y las cetonas. La glucosa, como hemos mencionado, es azúcar pura derivada de carbohidratos en nuestra dieta. Pero nuestros cuerpos son muy vulnerables al azúcar, por lo que no podemos almacenar mucho de ella. Y todos sabemos lo que realmente almacenamos: grasa. Transformamos el exceso de azúcar, grasas y, a veces, incluso proteínas en nuestras propias células de grasa corporal para el almacenamiento, porque son bastante seguras. La obesidad puede dañar nuestros cuerpos, pero si llevamos con nosotros suficiente azúcar en forma de glucosa, habríamos muerto hace mucho tiempo. Por ello ser gordo es la opción más segura. Pero en realidad no podemos quemar grasas por sí solos, o convertirla nuevamente en glucosa. Entonces, tenemos un mecanismo que podemos usar para convertir la grasa nuevamente en energía confiable.

Este proceso se llama cetosis y la energía que creamos se llama cetonas. Cuando no tenemos suficiente glucosa para administrar nuestros cuerpos, tomaremos células grasas y células de proteínas y las combinaremos para formar una fuente de energía que podamos usar en lugar de la glucosa. Esto sucede si estamos comiendo mucha comida y simplemente nos quedamos sin carbohidratos, como con las poblaciones inuit antes de la occidentalización; o si no estamos comiendo y estamos quemando nuestra propia grasa y músculo para producir cetonas. Esta fuente de energía es tan buena para nuestro cerebro y músculos como la glucosa.

Siguiendo una dieta moderna, a menudo dependemos mucho de la glucosa, utilizando cetonas solo como fuente de energía de respaldo. Esto se debe a que los carbohidratos son energía rápida y fácil. Tan pronto como comemos algo con carbohidratos, las enzimas en nuestras bocas lo digieren y absorbemos azúcares a través del revestimiento del estómago. Por ello, naturalmente, tenemos un fuerte apetito por los carbohidratos. Mientras tanto, las grasas son lentas y difíciles de digerir, por lo que, a menos que las combinemos con azúcares, siempre elegiremos un alimento de los carbohidratos en lugar de uno graso. Pero esta dependencia no es natural. Si observamos a los humanos en ambientes de tipo salvaje, como los sobrevivientes o las personas tribales, queman carbohidratos cuando comen alimentos con carbohidratos, pero pueden pasar días o incluso semanas sin comer carbohidratos. Cuando matan a un animal, o encuentran un cocotero, se comerán proteínas y grasas, y cuando no haya comida, consumirán glucosa y comenzarán a quemar grasa corporal. Nuestros cuerpos fueron diseñados para hacer esto, no porque sea agradable, sino porque es la forma en que evolucionamos.

Como dije anteriormente, en el mundo moderno solo entramos en estado de cetosis si nos perdemos una comida y estamos activos. Saltarse el desayuno es una forma de cetosis. Hacer un entrenamiento en ayunas es una forma de cetosis. Entonces, nuestras experiencias con la cetosis es que nos hace sentir hambrientos e incómodos todo el tiempo. Sin embargo, si comenzamos a seguir una dieta cetogénica, podemos entrar y permanecer en cetosis sin restringir nuestras calorías, el tamaño de nuestras comidas o nuestra ingesta de micronutrientes. Esta es una experiencia completamente diferente que, a la larga, tiene un efecto completamente diferente en nuestros cuerpos sobre el hambre.

Capítulo 2: El Problema Con Los Carbohidratos.

Los carbohidratos son nuestra fuente de combustible preferida, y hay dos razones muy malas para ello. La primera razón se remonta a la década de 1970. En la década de 1970, el gobierno quería publicar pautas dietéticas, en parte para controlar la cantidad de problemas relacionados con la dieta que surgían de una cultura de beber, fumar y comer comida chatarra. Resolvieron que la combinación de azúcares y grasas era común en las dietas de las personas con los peores problemas de salud. Decidieron que las grasas eran las culpables, basadas en graves malentendidos sobre cómo funciona la grasa en la dieta, y la grasa fue demonizada básicamente por los grandes gurús de la dieta y la prensa desde entonces y hasta hoy. Mientras tanto, el azúcar se describía alternativamente como neutral o algo bueno, y nos aconsejaron comer 45-65% de nuestras calorías, y un mínimo de 130 g, en carbohidratos.

La segunda razón se remonta aún más atrás en el tiempo: a nuestra biología evolutiva. Muchos de nosotros suponemos que las cosas que nos gustan, las cosas que nos atraen instintivamente, son inherentemente buenas para nosotros. Pero esto es un error en la forma en que entendemos los instintos. ¿Por qué es que, aunque los vegetales y el ejercicio son buenos para nosotros, de hecho, rara vez los queremos? Es porque los vegetales y el ejercicio son fáciles de conseguir. En la naturaleza no teníamos que trabajar para conseguirlos. ¿Y por qué, aunque apenas necesitamos un gramo de sal al día, la anhelamos? Porque la sal era rara. ¡Nuestro cuerpo todavía piensa que necesitamos recargar cosas que eran raras hace millones de años, incluso si ahora son comunes! En el pasado, consumir carbohidratos estaba bien porque podríamos no recibir mucho de ello en semanas. Pero ahora nunca pasamos por ese período de inanición de carbohidratos donde usamos nuestra glucosa y funcionamos con las cetonas. Seguimos comiendo más y más carbohidratos. Y esto viene con algunos efectos secundarios desagradables.

Las dietas altas en carbohidratos, como la actual occidental, en realidad son muy dañinas para nuestros cuerpos en un nivel principiante. Para empezar, las dietas altas en carbohidratos tienen nuestra insulina en modo de montaña rusa. Cuando comemos carbohidratos, especialmente los de liberación rápida, nuestro azúcar en la sangre aumenta. Cuanto más rápido liberamos los carbohidratos, más rápido aumenta nuestro nivel de azúcar en la sangre. Y cuanto más carbohidratos, mayor es nuestro pico de azúcar en la sangre. El nivel alto de azúcar en la sangre es tóxico para nuestros cuerpos, por lo que liberamos insulina. La insulina mueve la glucosa de nuestra sangre a las células, por lo que puede quemarse como energía. ¿Y cuando nos quedamos sin células que necesitan energía? La insulina mueve la glucosa a nuestros músculos e hígado, donde se suspende en el agua y se almacena. ¿Y cuando nos quedamos sin espacio de almacenamiento para nuestra glucosa? La insulina lo convierte en grasa. Esta es la razón del porque la diabetes severa es una condición tan paralizante para los enfermos. También es la razón por la cual una dieta alta en carbohidratos es tan mala para nosotros a largo plazo.

Cuando nuestra insulina reduce nuestro nivel de azúcar en la sangre, a menudo va demasiado lejos, creando el hambre. Esto es lo que se conoce como la "caída del azúcar" después de comer dulces. También es la razón por la que sentimos hambre de minutos a horas después de comer comida rápida, y por qué muchas personas se sienten con más energia antes del desayuno que luego deuna hora. Este proceso nos hace sentir hambre todo el tiempo cuando comemos una dieta alta en carbohidratos, lo que resulta en un hábito de bocadillos, bebidas gaseosas y cafeína para seguir adelante. Y, como el hambre constante es muy difícil de manejar, también podemos iniciar a aumentar de peso, incapaces de sentir que estamos continuamente muriendo de hambre. Por lo tanto, este ciclo también daña nuestras hormonas del apetito, reduciendo la sensibilidad a ellas y haciendo que nuestro hambre sea más intensa y nuestra saciedad menos estable. Además, el ciclo puede afectar nuestras hormonas sexuales, la velocidad de digestión, el sistema inmunitario, etc., causando desgaste general y fatiga.

En segundo lugar, las dietas altas en carbohidratos también alimentan una levadura que crece en nuestro cuerpo. La Candida Albicans es normalmente inofensiva en las cantidades que la encontramos naturalmente, pero, como todas las formas de vida, si lo alimenta, crece y se reproduce. Esto comienza en nuestras entrañas, donde comienza a alimentarse del azúcar y los almidones simples que estamos comiendo. Esto le permite crecer, lo que se acelera si no comemos suficiente fibra para alimentar a nuestras bacterias saludables. A medida que nuestras bacterias sanas mueren, hay menos para detener el progreso de la candida a través de nuestras entrañas. Cuando la candida ha colonizado nuestro intestino, sucede algo interesante. Comenzamos a desear más carbohidratos, aunque comer más carbohidratos solo empeorará nuestro problema de cándida. Se cree que quizás, al igual que algunos hongos pueden controlar el sistema nervioso de los insectos y persuadirlos para ayudar a que el hongo se reproduzca, nuestra infección por cándida envía mensajes a nuestro sistema nervioso exigiendo más carbohidratos. Básicamente nos molesta para alimentarlo.

Si cedemos y alimentamos a nuestra candida, seguirá creciendo. A medida que se apodera de nuestro intestino, podemos encontrar que digerimos mal otros alimentos y que nuestro tránsito intestinal es demasiado largo o demasiado corto, lo que resulta en estreñimiento o diarrea, calambres, letargo y nuestro sistema inmunológico resulta comprometido. La candida finalmente puede salir de nuestro tracto digestivo, causando infecciones genitales, infecciones urinarias, daños en la piel, caspa, úlceras bucales, etc.

En tercer lugar, la mayoría de los alimentos con mayor contenido de carbohidratos son, en el mejor de los casos, calorías vacías y, en el peor de los casos, alérgenos o inflamatorios. El gluten y otras proteínas que se encuentran en los granos son alérgenos comunes y también causan irritación en muchas personas. Las papas son miembros de la familia de las solanáceas. Las frutas causan diarrea y reflujo en muchas personas. Y todos estos alimentos son bajos en otros nutrientes, especialmente en comparación con las plantas bajas en carbohidratos.

Entonces, ¿cómo es que hay poblaciones muy saludables que subsisten con carbohidratos? Bueno, la forma en que comen carbohidratos es completamente diferente a la forma en que lo hacemos nosotros. Por ejemplo, los japoneses comen mucho arroz, pero comen mucho arroz frío, que tiene menos carbohidratos disponibles y más de algo llamado almidones resistentes. Los almidones resistentes no son fácilmente digeridos por nuestros cuerpos y alimentan nuestras buenas bacterias intestinales. En Europa, muchas personas comen trigo, pero los panes de masa son más populares en los lugares donde la edad de muerte es más alta. Hasta hace poco, solo comíamos panes de masa fermentada, ya que los panes de levadura rápida no eran una buena cosa. Se cree que la fermentación de los panes de masa descompone muchas de las proteínas que nos irritan. Ninguna nación en este planeta come tanta comida rica en carbohidratos, alto índice glucémico y baja nutrición como América o países americanizados como el Reino Unido.

Hay mucho que decir sobre las ventajas de consumir mayores contenidos de fibra, almidones resistentes y productos fermentados. Si son tan buenos para nosotros, ¿por qué no comenzamos a comer una dieta japonesa o cambiar nuestros panes por unos de masa? En pocas palabras: podemos hacerlo más adelante, si queremos, y si se adapta a nuestros cuerpos, pero primero, tenemos que deshacer todo este daño. Y otra dieta alta en carbohidratos, sin importar el nombre que le pongas, no revertirá todo el daño que se ha hecho.

Capítulo 3: ¿Cuáles Son Los Beneficios De Una Dieta Cetogénica?

Lo creas o no, todas las dietas para bajar de peso son dietas cetogénicas. Esto se debe a que para perder peso debemos digerir nuestra propia grasa. Y la única forma de hacerlo es comiendo lo suficiente como para que se nos acabe la glucosa y comencemos a producir cetonas. Es por eso que es tan importante mantener los niveles de proteína altos y hacer ejercicio cuando estás en una dieta seria para perder peso: a medida que pierdes peso, necesitarás muchas proteínas para mezclarlas con tu grasa y obtener cetonas. Si no lo haces, se las tomará de los músculos.

La diferencia entre la dieta de pérdida de peso promedio y una dieta cetogénica es que la dieta de pérdida de peso promedio generalmente te permite comer muchos carbohidratos. Incluso podría ser una dieta alta en carbohidratos. Sin embargo, esto interfiere con la pérdida de peso, la comodidad, los niveles de insulina y el apetito. ¿Por qué? Necesitamos estar en cetosis para quemar nuestra grasa. No hay otra forma de digerirla y deshacerse de ella. Entonces, cada vez que comemos carbohidratos, estamos rellenando nuestra glucosa. Esto tiene muchos efectos, pero dos de ellos directamente nos impiden perder peso. La primera es que nos saca de la cetosis. Tenemos glucosa, por lo que nuestro cuerpo no utilizará nuestra grasa para producir cetonas. Y cada minuto que estamos fuera de la cetosis es un minuto que no estamos perdiendo peso.

El segundo efecto es que nos da hambre. No podemos comenzar a digerir cetonas al instante. Primero quemamos nuestra glucosa en la sangre. Luego, nuestro cuerpo comienza a quemar la glucosa almacenada, en forma de glucógenos, de nuestros músculos e hígado. Y solo cuando comenzamos a quedarnos sin glucosa comenzamos a producir cetonas adicionales. Pero en ese paso intermedio, cuando tenemos niveles bajos de glucosa en la sangre y cetonas, tenemos mucha hambre. Este es nuestro cuerpo que dice "hacer cetonas es difícil, si hay algo de azúcar, ¿podemos comer eso por favor?" Entonces nos sentimos muy, muy hambrientos. Es por eso que la mayoría de las personas abandonan sus dietas.

En una dieta cetogénica, no tenemos estos problemas. Ya estamos quemando cetonas, todo el tiempo, por lo que no hay intercambio. Nunca rellenamos nuestra glucosa, solo pasamos de quemar nuestras cetonas del almuerzo a quemar nuestra grasa corporal. Tampoco tenemos esa fase de hambre, ya que ya estamos quemando cetonas y, como con todas las molestias, cuando nuestro cuerpo no recibe ninguna señal de que haya carbohidratos a su alrededor, se apagará el ansia de los azúcares. Por lo tanto, con una dieta cetogénica, especialmente una baja en calorías, estamos quemando grasa todo el tiempo y experimentamos menos hambre que con una dieta convencional, lo que nos permite perder peso con facilidad.

Muchas dietas cetogénicas están orientadas a la pérdida de peso, pero la realidad es que pueden seguirse por una gran cantidad de razones. Y todas estas razones se relacionan bastante estrechamente con la reparación del daño causado por una dieta alta en carbohidratos. Este daño no se hizo de la noche a la mañana, por lo que, de la misma manera que no se repara una pierna rota al correr, no se puede solucionar este daño adoptando una dieta saludable llena de carbohidratos. Debes separarte de ellos para obtener los mejores efectos.

En primer lugar, una dieta cetogénica te puede proteger contra la diabetes e incluso puede usarse para tratar la diabetes. Una dieta alta en carbohidratos aumenta continuamente el nivel de azúcar en la sangre, lo que aumenta continuamente la insulina, lo que supone un gran impuesto para el páncreas. Esto puede provocar diabetes o incluso insuficiencia pancreática con el tiempo. Si eres pre-diabético, una dieta cetogénica a largo plazo puede ayudarte a revertir el daño causado por una dieta alta en carbohidratos. Y si ya eres diabético, una dieta cetogénica no tiene glucosa, por lo que no hay riesgo de niveles altos o bajos de azúcar en la sangre, solo un suministro constante de energía. Por supuesto, siempre consulta con tu médico antes de hacer cambios en tu dieta, pero también asegúrate de que tu médico sepa qué es una dieta cetogénica, y considera hablar con un nutricionista u otro especialista.

Una dieta cetogénica puede corregir los problemas del apetito. La mayoría de nuestros problemas de apetito provienen del ciclo rápido del azúcar en la sangre y la insulina, o de las hormonas del apetito que han sido gravemente dañadas por una vida de alimentación constante. El mantra "come poco y con frecuencia" puede ser muy dañino para muchas personas, lo que resulta en un desgaste lento del metabolismo y una incapacidad para diferenciar las señales del hambre. En pocas palabras, si comes poco y con frecuencia, tu cuerpo lo espera, por lo que lo anhela. Y tu mente lo espera, así que cuando quieres un vaso de agua, instintivamente buscas una barra de chocolate. Una dieta cetogénica se basa en comer con poca frecuencia, lo que te permite familiarizarte con tu hambre, suprimirla y aprender lentamente a identificar la sed, los antojos de micronutrientes o el simple aburrimiento. Este podría ser el final de toda una vida de refrigerios constantes.

Una dieta cetogénica es tu mejor oportunidad de combatir una infección grave por candidas. Como se ha mencionado anteriormente, la candida no solo crece fuera de control cuando la alimentamos, sino que si la infección se agranda lo suficiente, podemos comenzar a sentir ansias no naturales a medida que secuestra nuestro sistema inmunológico. La candida es más fuerte cuando le damos carbohidratos. Como cualquier forma de vida, si tiene energía, crece más, y esto parece hacerlo más capaz de controlar nuestro apetito. Al principio, cuando está hambriento, enviará señales que nos harán sentir más hambre. Pero en poco tiempo dejará de ser tan pronunciado. Cuanto más tiempo pase hambre, más morirá, hasta que finalmente la infección desaparezca.

Una dieta cetogénica puede ayudar con los desequilibrios hormonales, tanto leves como severos. Una dieta alta en carbohidratos, con sus constantes altibajos de azúcar en la sangre e insulina, envía señales de estrés a nuestros cuerpos. Y cuando estamos estresados, nuestras hormonas cambian. Producimos más testosterona, que luego se convierte en estrógeno cuando ha hecho su trabajo. Perdemos muchas de las hormonas que nos ayudan a desarrollar músculo y mantenernos felices, como la progesterona y la serotonina. Todo nuestro cuerpo entra en modo de supervivencia. Quitar esos picos y gotas de azúcar en la sangre eliminará el estrés, dando a nuestras hormonas la oportunidad de volver a la normalidad. Pero hay más. Nuestras hormonas funcionan en una cosa sobre todas las demás: la grasa. Sin suficiente colesterol en la dieta y grasas saturadas saludables no podemos producir hormonas. Entonces, si tenemos un desequilibrio hormonal, incluso si la cosa que lo causó desaparece, no podemos solucionarlo sin producir más hormonas. Comer más grasa nos ayudará a producir más hormonas.

Una dieta cetogénica permite que tu intestino se restablezca y vuelva a funcionar normalmente. Incluso si no tuviste una infección grave por cándida, si tu dieta era demasiada alta en carbohidratos, probablemente tendrás un intestino desequilibrado. Tus bacterias buenas se reducirán mucho, y las levaduras y las bacterias peligrosas estarán allí en grandes cantidades. Las plantas altas en fibra y bajas en carbohidratos que se consumen en una dieta cetogénica, combinadas con muchas proteínas y grasas, ayudarán a limpiar tu intestino y te proporcionarán alimentos para tus bacterias buenas.

Una dieta cetogénica es una excelente manera de aumentar tu ingesta de nutrientes. Muchos de nuestros productos básicos son altos en carbohidratos y bajos en todo lo demás. Pan blanco, pasta blanca, arroz blanco, cereales suaves y papas. Tienen muchos carbohidratos, un poco de fibra y quizás uno o dos nutrientes con alto contenido. Cortarlos nos obliga a llenar nuestros platos con verduras de hoja verde y verduras de raíz bajas en carbohidratos. Simplemente compara los valores nutricionales de la calabaza con las papas, o de las verduras de ensalada con la pasta. Tu ingesta de vitaminas y minerales será enorme. Aún mejor si te gusta el pescado y las visceras, ya que ambos también tienen un alto contenido de micronutrientes.

Una dieta cetogénica finalmente puede funcionar como una dieta de eliminación. Si sospechas que tienes alergia o intolerancia a los alimentos, una dieta de eliminación es una excelente manera de iniciar. Al comer principalmente proteínas y grasas, se ha eliminado la mayoría de los alérgenos potenciales. Si tienes alergia o intolerancia a los alimentos, comenzarás a sentirte mejor después de una semana de cortar ciertos alimentos. Luego, si intentas reintroducirlos, encontrarás que los síntomas vuelven. Esta es una excelente manera de conocer cualquier problema alimentario que puedas tener y corregirlo, incluso si no sigues esta dieta a largo plazo.

Capítulo 4: ¿Qué Condiciones Pueden Hacer Que La Cetosis Sea Difícil, Imposible O Poco Saludable?

Por supuesto, no todo son buenas noticias. Algunas condiciones de salud pueden interferir con seguir una dieta cetogénica. Si sufres esto, o cualquier otra condición de salud grave, habla con tu médico antes de adoptar una dieta cetogénica. Como todos los cambios en la salud, una dieta nueva y estricta puede interferir con las afecciones y los medicamentos de formas que están más allá del alcance de este libro. Por lo tanto, siempre ten cuidado, siempre investiga y siempre habla con un profesional médico si tienes alguna duda. Dicho esto, aquí hay algunas condiciones comunes que se sabe que interactúan mal con una dieta cetogénica:

Los trastornos de la vesícula biliar hacen que sea prácticamente imposible digerir las grasas normalmente. Si te extirparon la vesícula, es imposible seguir con éxito una dieta cetogénica. Sin la bilis necesaria que produce la vesícula biliar, no podemos digerir adecuadamente la grasa que comemos. Hay una fuga leve y constante de bilis desde el hígado al intestino, que es más que suficiente para la mayoría de las personas que siguen una dieta con una cantidad estándar de grasa. Sin embargo, en una dieta cetogénica puede no ser suficiente y puede provocar diarrea.

La pancreatitis varía de persona a persona. Dependiendo del tipo de pancreatitis, puedes encontrar que estás increíblemente bien adaptado a una dieta cetogénica, o increíblemente mal adaptado a ella. El páncreas está lleno de células que producen insulina, así como las enzimas que usamos para digerir grasas y proteínas. El páncreas humano no tiene un mapa específico, por lo que cuando una parte falla o se vuelve necrosa, no puedes saber con certeza qué células quedan. La única forma es probando. Si te resulta difícil procesar carbohidratos o sufres diabetes, entonces una dieta cetogénica es ideal para ti. Si te resulta difícil procesar proteínas y/o carbohidratos, deberás restringir el consumo de proteínas o tomar un suplemento de enzimas, pero nada más. Pero si te resulta difícil digerir las grasas, una dieta cetogénica no es adecuada para ti.

Las afecciones renales significan que el procesamiento excesivo de proteínas nos pone en riesgo de insuficiencia renal. Aunque el consumo elevado de proteínas no es un requisito de una dieta cetogénica, puede ser fácil comer en exceso las proteínas cuando se trata de mantener altos los niveles de grasa. Si tienes una infección renal, harías bien dividir tus grasas y proteínas, para que puedas controlar la cantidad de proteínas que comes. Sin embargo, esto puede hacer que la dieta sea mucho más difícil.

El embarazo y la lactancia utilizan una enorme cantidad de calorías, incluida una gran cantidad de glucosa. Aunque se ha descubierto que las mujeres que sufren incluso de inanición tienen hijos y los amamantan con bastante normalidad, hay muchos efectos secundarios. No se sabe cuántos de estos efectos secundarios se deben a la falta de otros nutrientes, ya que no hay mucha investigación sobre los efectos de la baja glucosa en mujeres embarazadas y lactantes. Por lo tanto, no podemos recomendar seguir este tipo de dieta si estás embarazada o amamantando.

La enfermedad y la vejez realmente pueden afectar tu cuerpo. Si has seguido una dieta baja en carbohidratos o cetogénica durante mucho tiempo, no hay ningún daño en seguirla si estás enfermo o a medida que envejeces. Esto se debe a que tu cuerpo está adaptado. Sin embargo, si actualmente estás enfermo y no sigues una dieta baja en carbohidratos, deberas esperar hasta que estés mejor antes de comenzar una dieta cetogénica. Si tiene más de cincuenta años o tiene una enfermedad crónica, considera la transición lenta a una dieta cetogénica reduciendo el consumo de carbohidratos en el transcurso de unas pocas semanas. Reducirlo en 5-10 gramos al día es lo más rápido que debes ir, para protegerte de los efectos estresantes de cambiar repentinamente de glucosa a cetonas.

Capítulo 5: Comenzar Una Dieta Cetogénica.

Comenzar con cualquier dieta nueva puede ser difícil, pero una dieta cetogénica puede ser una de las más difíciles de comenzar. Esto se debe a que es un cambio repentino a una forma completamente diferente de comer. Los carbohidratos están en todas partes y estamos programados para comer tantos como podamos, por lo que la mayoría de nosotros no hemos tenido un día libre de carbohidratos en toda nuestra vida. Por esta razón, independientemente de si estamos comenzando a reducir nuestros carbohidratos, o si nos estamos quedando sin aliento, los primeros días deben ser lo más fáciles posible.

Asegúrate de deshacerte de todos los alimentos ricos en carbohidratos. Algunas personas pueden hacer esto al comerlos durante toda una semana antes de iniciar su primer día. Otros pueden tirar o regalar la comida para eliminar la tentación. De cualquier manera, debes desaparecerlos antes de comenzar tu dieta, para eliminar todos los alimentos que pueden hacer que renuncies. Por esta razón, es una buena idea pedirles a otras personas que también mantengan alejadas sus comidas de carbohidratos, que preparen sus propias comidas y que rechacen las invitaciones para comer fuera por un tiempo.

Asegúrate de tener todos los alimentos que querrás comer en casa. Echa un vistazo a nuestras recetas al final del libro para tener una idea de lo que tienes que tener. Pero la prioridad es una gran cantidad de verduras de hoja verde, vegetales con raíces bajas en carbohidratos, grasas saludables y proteínas magras. Si puedes, intenta preparar las comidas con anticipación y congelarlas en tuppers individuales. Y asegúrate de obtener algunos bocadillos bajos en carbohidratos, altos en grasas y altos en proteínas, como la mantequilla de maní, carne seca o huevos duros. De esa manera, siempre puedes comer algo rápido cuando lo necesites.

Al comenzar una dieta cetogénica, querrás comenzar con los alimentos que ya te gustan. El hígado, la col rizada y la mantequilla de almendras son adiciones maravillosas a una dieta cetogénica, pero comer cosas que no te gustan no es la mejor manera de comenzar una dieta a largo plazo. En cambio, mira las listas de recetas con alimentos que te gustan, para que realmente puedas disfrutar de tu dieta.

A continuación, querrás comenzar en la mañana, cuando no vayas a trabajar. El estrés nos hace desear más carbohidratos, y comer carbohidratos es lo que inicia el ciclo del hambre. Entonces, si comenzamos con el estómago vacío, con cetonas de la noche anterior, y vamos a tener un día relajado o dos, podremos aguantar durante los primeros días. Esto mejora enormemente nuestras posibilidades de éxito, ya que los primeros días son los más difíciles.

Cuando comienzas una dieta cetogénica, encontrarás muchos efectos secundarios. La mayoría de ellos son inofensivos y solo una parte de tu cuerpo se recupera de una vida con una dieta alta en carbohidratos. Los antojos de carbohidratos son el síntoma más común. Ya hemos discutido por qué suceden, por lo que es importante mantener la calma y tratar de seguir adelante. En el próximo capítulo ofreceremos algunas soluciones para estos dolores, pero recuerda que estarás en tu peor momento por solo unos días, y después de eso estarás mejor.

La indigestión puede ocurrir cuando comienzas una dieta cetogénica. Esto se debe a un error común que cometen las personas, suponiendo que esta dieta sea baja en todas las plantas. Eso no es verdad. En esta dieta, comerás grandes cantidades de alimentos vegetales ricos en fibra y bajos en carbohidratos, frutas grasas como el aguacate, nueces y semillas. Si no comes suficiente fibra, encontrarás que tus comidas te causarán reflujo, indigestión y calambres intestinales. Si estás comiendo muchas plantas pero aún así sufres reflujo, indigestión y calambres intestinales, considera eliminar los lácteos de tu dieta. A veces, seguir una dieta cetogénica puede hacer que una alergia subyacente a la proteína de la leche de vaca salga a la superficie. Habrías tenido esta alergia siempre sin saberlo, pero otros aspectos de tu dieta la habrían enmascarado.

Finalmente, si sufres calambres estomacales, diarrea o heces negras aceitosas, entonces estás comiendo demasiada grasa. ¿Cómo es posible comer demasiada grasa en una dieta baja en carbohidratos y alta en grasas? De la misma manera, es posible servir demasiada agua en un vaso. Cuando seguimos una dieta cetogénica estamos usando grasas como combustible. Pero solo podemos absorber tanta grasa de una vez y quemarla al mismo tiempo. Cuando comemos más grasa de la que podemos absorber, nuestros cuerpos simplemente la dejan pasar. Esto es en gran medida inofensivo, pero tiene el efecto secundario de dañar nuestras bacterias intestinales, una de las cosas exactas que estamos tratando de solucionar sin una dieta. Entonces, si notas estos efectos secundarios, comienza a reducir el consumo de grasas hasta que tus heces vuelvan a la normalidad.

Además de estos síntomas, también debes experimentar una gran cantidad de síntomas beneficiosos. Algunos de los síntomas más beneficiosos, como una mejora en el metabolismo y la pérdida de peso, tardarán más en ocurrir. Pero otros suceden en unos días despues. Encontrarás que tu apetito comienza a estar bajo control. A medida que desaparecen los picos y los bloqueos de insulina, tu cuerpo se acostumbra a tener un suministro constante de energía. Esto significa que, en lugar de sentir hambre cada vez que baja el nivel de azúcar en la sangre y comer entre comidas, estás comiendo una comida saludable y pasando directamente a la siguiente sin sentir hambre.

Encontrarás que las infecciones por hongos y las condiciones de la piel mejoran, o incluso desaparecen por completo. Esto se debe a que tu candida no está siendo alimentada, por lo que no tiene porqué crecer. La Candida causa muchos tipos de infección de levadura y varios tipos de problemas de la piel, siendo la causa principal de la mayoría de los casos de caspa. También empeora otras afecciones, como el eccema, al irritar la piel y crecer debajo y alrededor de las células muertas.

Encontrarás que tus estados de ánimo son más estables. Esa sensación de "hambre" que tienes cuando baja el azúcar en la sangre no es normal. Es tu cuerpo respondiendo a la falta de glucosa, tratando de hacer que coma carbohidratos. Al principio, es posible que sienta una ira más intensa que la habitual por los carbohidratos, pero después de un par de días tu cuerpo se acostumbra a no tener esos picos y fallas constantes en el azúcar en sangre. Sin choques de energía significa que no hay antojos, significa no comer carbohidratos, significa que no hay picos en tus emociones, significa que no hay más choques. Es de vital importancia luchar contra este ciclo y restablecer el orden, incluso si no tienes intención de seguir una dieta cetogénica de por vida.

Capítulo 6: Consejos Y Trucos Para Manejar Los Antojos De Carbohidratos.

Los antojos de carbohidratos son una de las partes más difíciles de reducir de inmediato. Ya hemos discutido por qué nuestros cuerpos se resisten a bajar los carbohidratos de manera tan agresiva, pero eso es de poco consuelo para alguien que está pasando por antojos. En cambio, aquí hay algunas formas útiles de hacer frente a los antojos de carbohidratos hasta que pasen naturalmente.

1: Edulcorantes.

Aunque los edulcorantes artificiales no son un tónico para la salud, pueden ser una herramienta muy útil para controlar nuestros antojos de carbohidratos. Considera primero las formas naturales de edulcorantes, pero la mayoría de ellos tienen una pequeña cantidad de carbohidratos, por lo que si vas a usar mucho de ellos, elige los artificiales.

Algunas personas desaconsejan el uso de edulcorantes, alegando que prolongarán la adicción psicológica a los carbohidratos. Sin embargo, aunque esto es ligeramente cierto, no es el punto. La adicción física a los carbohidratos es mucho más intensa que cualquier adicción psicológica, y si pasamos el tiempo suficiente sin demasiados carbohidratos, esa adicción se romperá. Después de haber derrotado el aspecto físico de nuestra adicción, podemos considerar eliminar los edulcorantes y combatir el aspecto psicológico. Pero hasta entonces, los edulcorantes son muy útiles.

2: Come más proteínas.

A veces, cuando ansiamos los carbohidratos, simplemente tenemos hambre. Después de tanto tiempo comiendo demasiados carbohidratos, todo el día todos los días, con cada comida; nuestro estómago retumba y los carbohidratos son lo primero que tratamos de comer. Esto significa que necesitamos reentrenar nuestras señales de apetito para desear diferentes alimentos, no solo azúcares y almidones. Y el primer paso para eso es comer más proteínas. Comer proteínas llena nuestros estómagos y desencadena la liberación de hormonas que nos hacen sentir satisfechos. Entonces, si necesitamos calorías, las proteínas deberían ayudar.

3: Rellenate de "verdes".

Sin embargo, la parte molesta de los antojos de carbohidratos es que, debido a que están tan mal dirigidos, podrían ser un antojo de cualquier nutriente vital. Si comer proteínas no te satisface, puede ser que necesites vitaminas y minerales. Una ensalada verde grande, o un sofrito o sopa baja en carbohidratos, llenará tu estómago de fibra y agregará nutrientes vitales a tu dieta. Esto puede tomar más tiempo para tener efecto, así que se paciente. Si funciona y te sientes mejor, aumenta tu ingesta diaria de verduras hasta que ya no sientas antojos.

4: Bebe un poco de agua.

Y si las proteínas y las verduras fallan, es posible que tengas sed. Este es un problema increíblemente común para las personas que no beben muchos líquidos, o para las personas que solo beben bebidas azucaradas. Cuando rara vez beben agua limpia y simple, su cuerpo no sabe cómo pedirla. En cambio, activará sus señales de apetito tan pronto como se deshidrate. Toma un vaso de agua y bébelo rápidamente. Luego toma un segundo vaso y bébelo durante media hora. Esta rehidratación puede hacer que tus antojos desaparezcan.

5: Sal a caminar.

Finalmente, si nada da en el blanco para tus antojos, intenta distraerte. La actividad mental puede ser difícil en medio de los antojos de carbohidratos, y las distracciones inactivas como mirar televisión realmente no te quitan nada de ellos. En vez de eso, intenta moverte. Un paseo por la cuadra de tu casa, o a través de algunos campos, realmente puede alejar tu mente de los antojos. Y hacer ejercicio, al menos mientras lo haces, te ayudará a combatir el hambre. Solo asegúrate de tener una comida saludable lista para cuando termines de hacer ejercicio.

6: Meditar.

La atención plena es una excelente manera de combatir los antojos. Tu sabes, a nivel consciente, que tus ansias de carbohidratos no son una necesidad vital y que tu cuerpo te está engañando y que las ansias desaparecerán. Pero tu cuerpo, tu yo primitivo, no lo sabe. Se cree que la meditación es una forma de comunicarte con tu cuerpo y cooperar entre sí. Algunos monjes budistas pueden sentarse desnudos sobre bloques de hielo sólidos, o incluso disminuir su ritmo cardíaco sin sufrir daños, simplemente meditando y concentrándose en sus cuerpos. Incluso si nunca has meditado un día en tu vida, puede ser beneficioso intentarlo.

Capítulo 7: Adaptar Una Dieta Cetogénica Para Un Mantenimiento A Corto Plazo.

Si estás considerando la dieta cetogénica como una solución de pérdida de peso a corto plazo, simplemente tener en cuenta lo esencial y evitar los carbohidratos es más que suficiente. Sin embargo, si estás persiguiendo una salud integral, deberás ser más cuidadoso con tu dieta.

Todas las dietas restrictivas pueden ser riesgosas ya que estamos acostumbrados a obtener nuestros nutrientes de lugares específicos. Cuando eliminamos uno o más de esos alimentos, podemos llegar a tener deficiencias en nutrientes vitales. Por ejemplo, muchos de nosotros obtenemos la mayor parte de nuestra fibra dietética a partir de granos y legumbres. Si cortamos los granos y las legumbres pero no comemos suficientes nueces, semillas y verduras para aumentar nuestra ingesta de fibra, podemos volvernos deficientes. O podemos obtener toda nuestra vitamina C de las frutas dulces, por lo que, a menos que comencemos a comer vegetales de color verde oscuro y frutas no dulces a diario, podríamos quedarnos sin vitamina C.

Del mismo modo, estamos acostumbrados a comer solo una pequeña cantidad de ciertos nutrientes, pero cuando cambiamos nuestra dieta, podemos comer demasiados. Por ejemplo, se supone que las dietas cetogénicas sean muy altas en proteínas, y algunas personas son vulnerables al exceso de proteínas en sus dietas. Y, sin embargo, cuando intentamos aumentar nuestra ingesta de grasas para promover la cetosis, a veces comeremos mucha más proteína de la que necesitamos o tomaremos vitamina A. Demasiada es venenosa, pero si decidimos comer montones de paté de hígado, porque no estamos interesados en otros tipos de visceras, podría darnos el envenenamiento por vitamina A.

Por lo tanto, si estamos considerando seguir una dieta cetogénica a largo plazo, debemos tener mucho más cuidado con el equilibrio que si lo estuviéramos comiendo durante una semana o tres. Tenemos que pensar detenidamente en todo lo que entra en la boca y asegurarnos de comer una variedad de alimentos naturales y enteros. En esencia, aunque estamos cambiando nuestro equilibrio de macronutrientes, reduciendo los carbohidratos y aumentando la ingesta de grasas, no queremos que nuestros micronutrientes cambien en absoluto, o si cambian, queremos cambiarlos para mejor.

Hay cuatro claves para seguir una dieta cetogénica de manera exitosa y saludable a largo plazo:

- Elegir grasas saludables.

- Comer una dieta variada llena de micronutrientes.

- No descuidar la ingesta de fibra.

- Seguir la regla 80/20.

Si estos factores claves no se abordan adecuadamente, corremos el riesgo de perder demasiado peso, aumentar de peso, provocar inflamación o causar desnutrición. Pero si adoptamos las cuatro claves para una dieta cetogénica buena y saludable, estaremos más en forma y más saludables que nunca. En los próximos capítulos exploraremos qué significa cada uno de esos puntos y cómo se aplica a nuestras circunstancias personales y necesidades dietéticas específicas.

Elegir grasas saludables es un paso muy importante. A muchos de nosotros se nos ha hecho pensar que las grasas no son saludables debido a un malentendido que ocurrió en la década de 1970. Cuando el gobierno emitió advertencias sanitarias contra la grasa, y en particular las grasas animales, casi no hubo casos de jóvenes con enfermedades cardíacas, accidentes cerebrovasculares, cáncer u obesidad. Estas preocupaciones habían estado aumentando muy, muy levemente durante décadas, pero aún eran muy raras. Y poco después, estos problemas de salud comenzaron a aumentar. Seguir la recomendación de comer menos grasa no funcionó. En los años 90, nuestros problemas de salud comenzaron a disminuir cuando nos dimos cuenta de que el aceite de oliva no es malo para nosotros. Y ahora estamos explorando las grasas animales como saludables nuevamente, comenzando con los aceites omega en el pescado, las grasas saturadas complejas en el queso y el colesterol en los huevos.

Entonces, ¿por qué la vuelta repentina? Bueno, obviamente en los años 70 estábamos equivocados. Los factores más importantes que dañaron nuestra salud en esos días fueron el consumo de alcohol y el consumo de azúcar, que estaban en niveles nunca vistos en ninguna persona desde la aristocracia en la década de 1700. Ya hemos visto lo que los azúcares simples pueden hacer a nuestros cuerpos cuando comemos demasiado de ellos, y cómo pueden provocar inflamación, obesidad, diabetes, etc. Pero el elemento del alcohol empeoró mucho las cosas.

El alcohol es una forma de calorías de difícil acceso, ya que el hígado necesita descomponerlo para acceder a los azúcares. El hígado tiene una cantidad limitada de productos tóxicos que se pueden descomponer en un día, y solo unas pocas unidades de alcohol pueden absorber toda esa cantidad permitida. ¿Qué significa esto en términos reales? Significa que cuando bebemos, estamos dando a nuestro hígado demasiado para hacer, y luego comienza a quedarse atrás en el resto de su trabajo. Estar borracho y tener resaca son signos de que tu hígado no está haciendo su trabajo, signos de que su cuerpo está abrumado con toxinas.

Si abrumamos nuestro hígado e inundamos nuestros cuerpos con toxinas, nuestro sistema inmunológico necesitará luchar el doble para mantenernos en forma y saludables. Así que, hasta que nuestro hígado esté mejor, nuestro sistema inmunológico también estará trabajando horas extras. Y cuando nuestro sistema inmunitario trabaja horas extras, sufrimos inflamación, tenemos un mayor riesgo de cáncer, aumentamos de peso tanto en agua como en grasas y, en general, encontramos que nuestra salud está disminuyendo.

Finalmente, el consumo de alcohol conduce a una disminución de las inhibiciones, lo que en la mayoría de las personas conduce a un mayor consumo de alimentos y a una mayor probabilidad de comer alimentos que sabemos que son malos para nosotros. O, en otras palabras, cuando estamos borrachos, es más probable que ordenemos una gran hamburguesa o un kebab. Queremos alimentos grasosos, carby, procesados y lo queremos de inmediato. No solo comemos cosas peores, sino que comemos cosas con más calorías, lo que naturalmente dará como resultado un aumento de peso, aumentando nuestros riesgos de enfermedades cardíacas, diabetes y accidentes cerebrovasculares.

Al ignorar la cantidad de carbohidratos simples que las personas estaban comiendo y al alejarse del alcohol, las pautas gubernamentales habían promovido inadvertidamente, sin parar, los crecientes problemas de salud que estábamos enfrentando.

Eso no quiere decir que estaban completamente equivocados. Las grasas que las personas comían habían aumentado, por supuesto, pero no como parte de una decisión consciente, sino a medida que los aceites vegetales comenzaron a formar parte de nuestras opciones de alimentos procesados. Los aceites vegetales son muy poco apropiados, ya que no están hechos de vegetales, sino de semillas, y más comúnmente semillas de canola. Existen grandes problemas con estos aceites, pero dos se destacan sobre todos los demás: la cantidad y el procesamiento. No hay forma de que en algún momento de nuestra existencia hubiéramos logrado comer cuatro o cinco cucharadas de aceite de semilla al día. Eso habría significado comer 50 gramos de semillas todos los días, lo que nos habría llevado la mayor parte de nuestro día recolectar y prensar. Otras grasas eran abundantes, pero estas eran raras. Y además, los aceites vegetales son altamente procesados. Cuando las grasas se calientan demasiado y se hidrogenan, se convierten en toxinas que causan oxidación. Y casi todos los aceites vegetales están altamente procesados. Discutiremos las excepciones en breve.

El colesterol en la dieta, que se había atribuido al aumento del colesterol en la sangre, resultó no aumentar el colesterol a largo plazo. A corto plazo, el colesterol en las yemas de huevo aumenta el colesterol en la sangre, de la misma manera que una mordida de fruta aumenta el azúcar en la sangre. Es temporal, porque lo que hay en tu estómago necesita salir. Pero eso no significa que vayas a mantenerte así. De hecho, a largo plazo reduce activamente el colesterol total en la sangre, los triglicéridos y el colesterol malo, al tiempo que aumenta el colesterol bueno. Mientras más colesterol comas de los huevos, las carnes naturales y los lácteos, tu colesterol en la sangre mejorará.

Luego se culpó a las grasas saturadas por el colesterol alto, en parte gracias a una investigación muy selecta llamada The China Study, que buscaba defender el mito de las grasas animales, a fin de promover una dieta vegetariana por razones sociales y políticas. El estudio de China analizó las dietas tradicionales en todo el mundo e informó que las personas que tradicionalmente comían más grasa animal eran menos saludables. ¿Cómo llegaron a esta conclusión? Al eliminar información de países donde el consumo de grasa animal era alto y la salud también era alta. O, la forma abreviada: los activistas veganos estaban contentos de que no comiéramos mucha grasa animal, y no querían que viéramos que la grasa animal es perfectamente saludable. Sorprendentemente, pasó un tiempo antes de que otros investigadores importantes descubrieran el fraude, y en ese momento se convirtió en un conocimiento tan popular que todavía lo mencionan hoy los documentales activistas y los gurús de la salud. Pero, de hecho, tiene más en común con los cuentos de viejas que con la ciencia. Los datos reales muestran que las grasas saturadas naturales son solo otra fuente saludable de calorías para el cuerpo humano.

Algunos defensores de los alimentos saludables dirían que esto significa que debemos comer grasas animales y no grasas vegetales, pero se deben hacer distinciones de calidad. No todas las grasas vegetales son malas para nosotros, solo las procesadas. De hecho, las grasas de las frutas grasas y las nueces son cosas a las que debemos tener un buen acceso al menos dos veces al año. Esto se debe a que los árboles frutales grasos, como el aguacate y los olivos, y los árboles de nueces como los nogales y brasileños, fructifican prolíficamente dos veces al año, lo que nos da un acceso bastante fácil a las grasas de sus frutos. También habríamos tenido acceso regular a semillas enteras en las frutas que estábamos comiendo. No habríamos comido mucho en el camino de las semillas, pero no se habrían desperdiciado. También habríamos mordisqueado algunas hierbas y semillas de hierba, pero solo en cantidades muy pequeñas. Las semillas de calabaza, albaricoque y lino son ejemplos de semillas que podríamos haber comido hasta una cucharada al día. Estas grasas no solo son naturales, sino que son enteras, sin procesar y llenas de vitaminas y minerales vitales que nutrirán nuestros cuerpos. Y si deseas elegir un aceite derivado de grasas vegetales, mira el aceite de oliva para usos fríos y el aceite de coco para cocinar a altas temperaturas. El aceite de oliva es una de las grasas vegetales más saludables, pero se desnaturaliza rápidamente cuando se calienta. Y el aceite de coco es una grasa saturada saludable a base de plantas que resiste bien las altas temperaturas.

Del mismo modo, no todas las grasas animales son buenas para nosotros, solo las no procesadas. En la naturaleza, los animales sanos pasan por períodos de engorde y períodos de quema. Esto significa que su grasa corporal se cicla y es bastante baja en toxinas. También hacen ejercicio y comen dietas naturales. Las vacas comen hierbas; los pollos comen insectos y hojas y un poco de semilla; los cerdos comen verduras, raíces, insectos y carroña, etc. Es posible que hayas notado que ninguno de esos animales come maíz o trigo de forma natural, dos de las principales fuentes de alimentos para los animales de granja criados de manera convencional. Esta dieta antinatural, combinada con su falta de ejercicio y estar en una dieta de aumento de grasa permanente cambiará la composición de la grasa del animal. Esta grasa es más rica, pero también más baja en Omega 3 y colesterol saludables, y más alta en toxinas. Si queremos obtener suficientes grasas buenas, debemos comer grasas de animales que han llevado una vida saludable.

También hay que pensar seriamente en nuestro Omega 3 para la relación con el Omega 6. Para la mayoría de las personas, la mayor preocupación es reducir su consumo de Omega 6 y comer más Omega 3. Esto se debe a que sus dietas son ricas en grasas procesadas, tanto de origen animal como de semillas, lo que les da un exceso de Omega 6. Tener demasiado Omega 6 puede ser oxidante para el cuerpo, y necesitamos Omega 3 para equilibrarlo.Pero el Omega 3 solo se encuentra en grandes cantidades en algunas semillas raras, peces y animales criados naturalmente. Entonces, la persona promedio tiene una relación pobre de los Omega 3 y 6. Pero es posible tener una relación pobre en la dirección opuesta, especialmente cuando se pretende comer sano. Si te concentras demasiado en los productos animales y descuidas las grasas vegetales, podrías terminar con demasiado Omega 3 y muy poca Omega 6, un estado que, según estudios de laboratorio de personas que toman altas dosis de suplementos de Omega 3, también te oxida.

Pero el problema de no comer suficientes vegetales va más allá de las proporciones del Omega. Muchas personas usan dietas bajas en carbohidratos como excusa para dejar de comer verduras por completo, lo cual es un gran error que le costará su salud a largo plazo. Aquí es donde las otras dos reglas para una dieta cetogénica saludable a largo plazo se vuelven relevantes. Es perfectamente posible perder peso de manera segura y controlada al vivir de las carnes y huevos musculares naturales y saludables durante una o dos semanas. Pero no es posible mantenerse saludable con esa dieta durante mucho tiempo, ya que carece de dos cosas: micronutrientes y fibra dietética.

Los micronutrientes son la palabra que usamos para referirnos a las vitaminas, minerales y antioxidantes, que pueden ser vitaminas o minerales, pero también pueden ser otros tipos de compuestos. Mientras que los macronutrientes, las grasas, los carbohidratos, las proteínas y el alcohol proporcionan componentes básicos para nuestros cuerpos y combustible; los micronutrientes ayudan a nuestras células a mantenerse saludables al revertir el envejecimiento celular, reducir la oxidación y proteger las paredes celulares. Esto puede resultar en beneficios para la salud que va desde una piel agradable hasta un riesgo reducido de cáncer. Por estas razones, necesitamos comer una amplia gama de micronutrientes todos los días. Y la carne muscular es muy baja en la mayoría de los micronutrientes, especialmente en vitaminas y antioxidantes. Para obtener vitaminas y antioxidantes, tiene cinco opciones: vísceras, bayas, verduras de hoja verde, frutas no dulces y / o raíces.

Las carnes de órganos, o despojos, son exactamente lo que el nombre sugiere: los órganos de los animales. A diferencia de las carnes musculares, que tienen algunos minerales, las carnes de órganos son ricas en vitaminas y minerales. Esto se debe a que los órganos son donde se usan y almacenan los micronutrientes, por lo que cuando los comemos obtenemos una dosis súper concentrada. Hay muchas carnes de órganos para elegir, y cuantas menos plantas comas, más variada será u selección de órganos.

El hígado, los riñones, la lengua, las mollejas y la médula ósea de muchos animales están ampliamente disponibles. También comes órganos cada vez que comes pescado entero o mariscos. Los dos problemas principales para obtener tus micronutrientes exclusivamente de despojos son tu bajo contenido de vitamina C y tu alto contenido de vitamina A. Puede ser difícil mantener este equilibrio sin usar plantas.

Las bayas son excelentes para nosotros, pero con una dieta cetogénica, debes minimizar los carbohidratos y maximizar los micronutrientes. Las bayas más altas en micronutrientes son en realidad amargas o agrias, y tienen una apariencia polvorienta en su piel. Este grupo incluye arándanos, bayas de goji, uvas negras, frambuesas, moras y bayas de saúco. Estas bayas tienen altas concentraciones de vitamina C y antioxidantes, con un contenido muy bajo de carbohidratos. Esto significa que solo necesitas comer un puñado al día para mejorar tu salud sin abandonar la cetosis.

Las verduras de hoja verde como la col rizada, las espinacas, el repollo y las acelgas también son un alimento maravilloso por su contenido de micronutrientes. Elije verduras oscuras, amargas o agrias por encima de las suaves, ya que las suaves tienen menos antioxidantes. Si no estás seguro de comer bayas, ya sea por su sabor o su contenido potencial de carbohidratos, entonces las verduras de hoja verde son un excelente lugar para comenzar. Una advertencia es que debes cocinar las verduras de hoja verde muy bien para acceder a todos los nutrientes que contienen dentro, ya que estos nutrientes están encerrados en celulosa, una fibra vegetal que nuestro estómago no puede digerir. Al cocinarlo, lo alentamos a liberar los nutrientes que necesitamos.

Frutas no dulces es el término que le damos a las frutas que no tienen un alto contenido de azúcar o almidón. Las frutas no dulces incluyen los tomates, limones o calabazas, pero también frutas grasas, como los aguacates. Recuerda que las frutas grasas pueden tener un alto contenido de carbohidratos en teoría, pero la mayoría de estos carbohidratos son fibra y que los carbohidratos digeribles por 100 g están por debajo de los 5 g. Las frutas no dulces tienen todos los beneficios de los micronutrientes de las frutas dulces sin ninguna de las cargas de carbohidratos, por lo tanto, trata de comer una variedad de frutas no dulces de colores brillantes todos los días, preferiblemente crudas.

Las verduras de raíz y bulbo bajas en carbohidratos, como la jícama, las cebollas, el ajo, las zanahorias, el jengibre, los nabos, los rábanos, el sueco y el apio, están repletas de nutrientes increíbles y generalmente son increíblemente bajos en carbohidratos. Estas partes de la planta están diseñadas para almacenar nutrientes, por lo que son muy parecidas a comer visceras, en ese sentido. Sin embargo, también son muy buenas comiendolas crudas, a diferencia de las verduras de hoja verde, son muy variadas en sus usos. Estas plantas también son excelentes sustitutos de los alimentos con carbohidratos como las papas y la pasta.

Los últimos cuatro de estos cinco alimentos también son muy importantes por su contenido de fibra. La fibra es un tipo de carbohidrato que no podemos digerir por nuestra cuenta. Esto significa que no se convertirá en glucosa en nuestra sangre y no nos sacará de la cetosis. En cambio, alimenta las bacterias en nuestras entrañas. Y cuando nuestras buenas bacterias intestinales se alimentan, cosechamos las recompensas. En primer lugar, una gran población de bacterias intestinales buenas limpiará nuestro colon. Fomentan el peristaltismo y constituyen la mayor parte de nuestras heces, expulsando las bacterias invasivas y el exceso de levaduras de la Candida. Esto mantendrá nuestras tripas en forma y saludables.

Estas bacterias intestinales también producen sus propios desechos. Cuando nuestras bacterias intestinales digieren fibra, producen ácidos grasos de cadena corta, un tipo de grasa, como habrás adivinado por el nombre. Estas grasas son un excelente combustible para nuestros cuerpos, y resultan ser de lo que viven muchos herbívoros más grandes, como los gorilas. Aunque nunca podríamos vivir de vegetales como nuestro primo el gorila, aún podemos obtener mucha energía de los ácidos grasos de cadena corta que liberan nuestras bacterias intestinales después de digerir la fibra.

Una alta ingesta de fibra también regula la velocidad de nuestro tránsito intestinal. Si nuestro intestino se mueve demasiado rápido, el volumen agregado lo ralentiza, lo que mejora la absorción de agua y alienta a nuestros cuerpos a absorber tantos nutrientes y ácidos grasos de cadena corta como puedan. Todo esto conduce a una mejor hidratación y mejor salud. Pero si nuestro intestino se mueve demasiado lento, la fibra agrega volumen, mueve cosas e irrita el revestimiento del intestino, fomentando la lubricación y el peristaltismo. En resumen, la fibra hace que nuestros intestinos funcionen de manera más eficiente. No es por nada que un alto consumo de fibra reduce nuestras posibilidades de cáncer intestinal.

En resumen, cuando buscamos una dieta cetogénica para mantener nuestro peso y salud, debemos asegurarnos de comer suficientes grasas saludables y equilibradas, y muchas plantas bajas en carbohidratos, para asegurarnos de obtener los alimentos correctos para evitar la desnutrición. Aunque, en teoría, podemos vivir solo de la carne, no puede ser solo carne muscular, y será muy difícil equilibrar las cantidades y los tipos de vísceras correctas para asegurarnos de obtener suficiente cantidad de cada micronutriente. En cambio, es mucho más sencillo asegurarse de que comamos bayas, frutas no dulces, verduras de hoja verde, tubérculos y vegetales de bulbo todos los días.

Capítulo 8: Mantenimiento Del Peso Con La Dieta Cetogénica.

Finalmente, debemos considerar nuestras calorías, así como el principio 80/20. No importa lo que algunas personas puedan decirte, en realidad es perfectamente posible aumentar de peso con una dieta cetogénica. Mientras comas demasiadas calorías, puedes aumentar de peso. Los inuit, por ejemplo, hacían una dieta cetogénica y no parecían culturistas delgados. Y es así como debería ser. Todos los animales pueden aumentar de peso con sus dietas naturales, porque tener un poco de grasa extra es lo que hace que un animal sea seguro en tiempos de hambruna. Si no pudiéramos engordar con una dieta cetogénica, esto sería una señal de que la dieta no es adecuada para nosotros y que debemos dejar de comer de esta manera. Entonces, una vez más: si comes demasiado con una dieta cetogénica, engordarás.

Por el contrario, el tipo de dieta cetogénica que siguió al principio, donde se pierde peso, no es ideal a largo plazo si quieres mantener el peso. Esto se debe a que el contenido de calorías es típicamente bajo y el contenido de proteínas es típicamente alto. ¿Por qué es esto? Porque las cetonas se hacen combinando grasas y proteínas. Entonces, cuando queremos quemar nuestra grasa corporal, debemos comer una cantidad reducida de calorías, para asegurarnos de que nuestros cuerpos quemen nuestra grasa y no la grasa de nuestros estómagos. Y debemos comer muchas proteínas, para asegurarnos de que nuestros cuerpos usen la proteína en nuestros estómagos, y no la proteína en nuestros músculos. Comer una versión baja en calorías, moderada en grasas, sin carbohidratos y alta en proteínas de una dieta cetogénica nos anima a usar nuestra grasa corporal y mantener nuestros músculos. Pero no necesitamos hacer esto a largo plazo.

A largo plazo, queremos que nuestra nutrición provenga de los alimentos que estamos comiendo, para preservar nuestros músculos y una capa de grasa básica y saludable. Esto significa que debemos comer un mayor contenido de grasa y un menor contenido de proteínas. No hay una fórmula mágica para esto. Solo mira lo que estás comiendo e intercambia un poco de proteína por más grasa, y sigue haciéndolo hasta que tu peso se estabilice. En este momento también puedes cambiar de cero carbohidratos a una dieta baja en carbohidratos, por las razones mencionadas en el capítulo anterior. De nuevo, no hay una fórmula específica. Simplemente aumenta tus carbohidratos hasta que salgas de la cetosis (los palos cetogénicos te ayudarán aquí) y luego reduce tus carbohidratos hasta que ingreses nuevamente. Esto te dará una idea de la cantidad máxima de carbohidratos que puedes comer mientras permanece en cetosis.

Finalmente, tenemos el principio 80/20. El principio 80/20 se inspira en el conocimiento de que una dieta demasiado restrictiva es, en última instancia, insostenible. En realidad, se basa en la psicología humana: la idea es que si se te permites no comer ninguna cantidad de Comida X, tan pronto como la comas, sentirás culpa y, para protegerte, tu cerebro reimaginará el evento y te dirá que es aceptable comer la Comida X, lo que lleva a caerse del carro y a darse un gusto excesivo. Por otro lado, si te permites comer una Comida X, pero solo si es inferior al 20% de tu dieta, puedes disfrutar un poco y tener un momento extraño de debilidad, sin sentir culpa y sin querer tirar tu dieta completa por la ventana.

Con muchas otras dietas, este principio se aplica a diario. Por ejemplo, en una dieta de jugos, puede decidir que el 80% de tus calorías, volumen de alimentos o comidas deben ser jugo, pero el 20% puede ser lo que desees. O en una dieta baja en grasas, se podría decir que 8/10 comidas deben ser totalmente bajas en grasa, pero 2/10 pueden ser más altas en grasa. Esta flexibilidad no está diseñada para ser explotada. Seguirás buscando alimentos 100% saludables. Pero ese subsidio de perdón del 20% mejora tu capacidad de mantener tu dieta. Por lo tanto, el principio 80/20 naturalmente también beneficia a las personas que siguen una dieta cetogénica.

Sin embargo, no podemos aplicar el principio a una dieta cetogénica diaria o comida por comida. ¿Por qué? Porque si un día comemos una gran comida alta en carbohidratos, nos quedamos sin realizar la cetosis. Si tenemos carbohidratos del 20% de nuestro plato en cada comida, no realizamos la cetosis. Si los alimentos con carbohidratos representan el 20% de nuestras calorías, nos quedamos sin realizar la cetosis. Si cada día realizamos una división 80/20, ya no estaremos en la cetosis. Entonces, ¿cómo podemos aplicar el principio y ser justos con nosotros mismos sin estar fuera de la cetosis? Debemos hacerlo mensualmente.

El 20% del promedio de 30 días en un mes son 6 días. Esto significa que desde el comienzo hasta el final del mes, tienes 6 días en los que puedes estar fuera de la cetosis. Esto, como con cualquier otra dieta, no es obligatorio. El objetivo es estar en cetosis el 100% del tiempo. Pero este principio significa que si te descuidas, o sales a comer, o realmente te apetece un trozo de pastel, hay 6 días al mes en los que puedes hacer lo que quieras. Puedes tener la tentación de asignar los días por adelantado o tenerlos todos seguidos, pero no lo hagas. Este subsidio de seis días es un fondo de día lluvioso: para usarse cuando no hay otra opción. Además, no intentes pasar días del mes anterior al actual. Si un mes estás en cetosis todos los días: ¡genial! Pero al mes siguiente solo tienes 6 días en los que podrías estar sin cetosis. Los días no se pasan y no "necesitan agotarse". Trata a tu cuerpo con amabilidad, no como un sistema para ser engañado.

Capítulo 9: Cómo Saber Que Estás En la Cetosis.

La clave para contraer y permanecer en cetosis es asegurarte de que tu nivel de azúcar en la sangre se mantenga lo suficientemente bajo como para que tu cuerpo necesite producir cetonas para compensar el déficit. Y la forma en que hacemos esto es restringiendo los carbohidratos. Entonces, ¿cuántos carbohidratos necesitamos comer para entrar en cetosis y permanecer allí? Me alegra que lo hayas preguntado, porque la respuesta realmente depende de ti, como individuo.

Nuestro azúcar en la sangre aumenta debido a la carga glucémica de nuestros alimentos. La carga glucémica es un cálculo que mide la cantidad de carbohidratos, qué tan rápido ingresan a nuestro torrente sanguíneo, y luego calcula cuánta azúcar habrá en nuestra sangre y por cuánto tiempo. Cuando comemos alimentos con carbohidratos de liberación rápida, nuestro azúcar en la sangre se dispara y se bloquea. Cuando comemos alimentos con muchos carbohidratos, nuestro nivel de azúcar en la sangre se mantiene por más tiempo. Cuando comemos alimentos con ambos, nuestro nivel de azúcar en la sangre aumenta y se mantiene. Cuanto más a menudo aumenten nuestros niveles de azúcar en la sangre, y cuanto más tiempo permanezca en picos, más probabilidades hay de que dejemos la cetosis. Esto significa que podríamos comer un dulce hervido y permanecer en cetosis porque es pequeño, o comer una papa y permanecer en cetosis porque los carbohidratos se liberan lentamente. Pero la cacerola de camote definitivamente te sacará de la cetosis. La cantidad de azúcar en la sangre aumenta en reacción a diferentes carbohidratos y varía de persona a persona.

Sin embargo, no todos los carbohidratos son iguales. La fibra dietética a menudo aparece como un carbohidrato, pero es radicalmente diferente de los almidones y azúcares que nos dan un pico de azúcar en la sangre. La fibra dietética no se digiere y continúa alimentando nuestro intestino. Otro tipo de carbohidratos es el almidón resistente. Cuando el almidón se cocina y se enfría ligeramente, como el arroz de sushi, por ejemplo, se vuelve resistente a la digestión. No elevara mucho nuestro nivel de azúcar en la sangre, pero alimentará nuestras bacterias intestinales y promoverá una buena salud. Es por eso que debemos tener cuidado al contar carbohidratos. Si contamos la fibra, entonces un día podríamos estar bien, y al siguiente podríamos dejar la cetosis. ¿Por qué? El primer día tuvimos 50 g de fibra y 10 g de almidón, y el segundo tuvimos 60 g de almidón. Debemos descontar la fibra dietética y tener en cuenta que solo la mitad de los almidones resistentes se convertirá en glucosa. Esto se llama calcular 'carbohidratos netos' y es una parte importante de la cetosis saludable. Sin embargo, siempre cuenta los azúcares y los almidones procesados por completo.

Y finalmente, tu cuerpo puede producir glucosa a partir de proteínas, a través de un proceso llamado glicación avanzada. Se pueden obtener hasta 200 g de glucosa al día a partir de proteínas adicionales en nuestra dieta. Si no estamos comiendo suficientes proteínas y nuestro cuerpo realmente necesita más glucosa, iniciara a consumirla de nuestros músculos. Pero si comemos demasiada proteína, estamos alentando a nuestro cuerpo a producir glucosa en lugar de cetonas. Debes encontrar el punto medio saludable donde tengas lo suficiente para la salud y el crecimiento, pero no tanto como para dejar la cetosis. Esta es la razón por la cual muchas personas con dietas de mantenimiento cetogénicas consumen bajas cantidades de proteínas y carbohidratos.

Todo esto, combinado con la respuesta de la insulina personal de tu propio cuerpo, afectará la forma en que tu cuerpo ingresa a la cetosis. Como regla general, una dieta con no más de 65 g de carbohidratos netos al día hará que la mayoría de las personas entren en cetosis. Pero todos entran en cetosis en diferentes puntos, algunos antes, otros más tarde.

Hay algunas formas de decir que está en cetosis. La primera y más simple es una prueba de orina llamada "barra de cetonas". Cuando producimos cetonas abundantes, algunas se secretan en nuestra orina. Podrás medir las cetonas en la orina con una barra de cetonas, y esto te indicará cómo estás en la cetosis.

Otra forma de saberlo es ver si todavía estás disfrutando de los beneficios de la cetosis. Cuando comienzas a experimentar beneficios en tu salud después de unas pocas semanas, definitivamente estás en la cetosis. No hay falsificación de una buena salud. El único problema es que no todos experimentan beneficios para la salud con la cetosis, como ya hemos discutido. Por lo tanto, es posible que no te encuentres en cetosis o que simplemente no funcione para ti.

Una forma un poco menos confiable es usar un monitor de glucosa en la sangre y controlar tu nivel de azúcar en la sangre inmediatamente antes, inmediatamente después y una hora después de comer. Si tu nivel de azúcar en la sangre aumenta un poco con una comida, pero baja rápidamente y es muy bajo una hora después, entonces esa comida probablemente no afectó la cetosis. Podría haber afectado tu cetosis, pero es poco probable. Pero si tu nivel de azúcar en la sangre aumenta y se mantiene, entonces corres el riesgo de dejar la cetosis.

Como eres un individuo, puedes encontrar que ingresas a la cetosis con una cantidad relativamente alta de carbohidratos, incluso de azúcares, como 60-100 g por día. O puedes encontrar que necesitas reducir tus carbohidratos a 20 g por día para mantenerte en la cetosis. Ten en cuenta que las reacciones de tu cuerpo tampoco son permanentes. Cuanto más tiempo estés en la cetosis, mejor será tu cuerpo para extraer carbohidratos. Es posible que necesites reducir tu consumo de carbohidratos unas pocas semanas en tu dieta cetogénica, o dejará la cetosis. Esto es normal y no hay nada de qué preocuparse. Solo sigue revisando y reduciendo tus carbohidratos hasta que estés seguro de que estás en la cetosis nuevamente.

Capítulo 10: Recetas Cetogénicas.

Ahora estamos llegando a la sección donde entendemos la teoría, más o menos, pero necesitamos entrar en los buenos hábitos que la acompañan. Esto significa desarrollar un plan de comidas y seguirlo durante al menos treinta días, que es el tiempo que le toma a un ser humano formar un nuevo hábito. Afortunadamente, una dieta cetogénica tiene la ventaja sobre muchas otras dietas cuando se trata de planes de comidas. Muchas otras dietas son muy prescriptivas sobre lo que puedes comer, cuánto y cuándo. Pero con una dieta cetogénica, siempre que permanezca en cetosis lo está haciendo bien. Todo lo que necesitas es una variedad de recetas e ideas de comidas que te permitan construir tu propio plan de comidas a tu gusto. ¿A quién le importa si tienes filete salteado para el desayuno y huevos y tocino para el almuerzo? Come lo que quieras, siempre que te mantenga en cetosis.

Comidas altas en grasas

Un componente central para mantenerse saludable con una dieta cetogénica es comer muchas grasas saludables. Pero a nadie le gusta comer grandes trozos de grasa. Ni siquiera los animales carnívoros hacen eso: ellos comen proteínas, colágeno, sangre y órganos intermedios. Esto se debe a que la grasa es lenta para digerir. Por lo tanto, nuestras comidas altas en grasas deben equilibrarse con proteínas y fibra para asegurarte de que te llenen. Como la fibra no tiene calorías, técnicamente, y las proteínas solo tienen cuatro por gramo, nuestra mejor ingesta diaria tendrá una proporción de 1: 1: 1. Es decir, un gramo de grasa por un gramo de proteína por un gramo de fibra. Estas comidas forman la mitad de la base de tu dieta. Una comida rica en grasas tiene más de 15 g de grasa y representará la mayoría de tus calorías. Come 1-2 comidas altas en grasa todos los días.

Cerdo Y Ciruelas.

El cerdo es una gran fuente de grasa, ya que es una de las carnes más gordas. Las ciruelas aquí aumentarán un poco las cantidades de carbohidratos, pero también ayudarán a digerir la grasa.

- Porciones 8.

- Tiempo de preparación: 5 minutos.

- Cocción: estofado durante 4 horas.

Ingredientes:

1. 1 kg de panceta de cerdo

2. 4 ciruelas picadas

3. 1 taza de caldo

4. 1 cucharada de pimienta

5. 1 cucharada de canela

Preparación:

1. Haz rodajas de la piel del cerdo para que el sabor de las ciruelas penetre. Frotar con pimienta y canela.

2. Mezcla los ingredientes restantes en una salsa.

3. Coloca la carne de cerdo en una olla.

4. Hierve el estofado durante cuatro horas.

Valores nutricionales por porción:

- KCAL: 316

- Fibra: 20 g

- C 10 g

- P 24 g

- F 20g.

Versión tradicional de un Pastel de carne con champiñones.

El pastel de carne puede ser una gran comida en una dieta baja en carbohidratos. Solo necesitas cambiar las migas de pan por algo sabroso y bajo en carbohidratos, como los hongos.

- Porciones 6

- Tiempo de preparación: 10 minutos

- Cocción: 5 horas a fuego lento en horno.

Ingredientes:

1. 1 kg de carne picada

2. 200 g de champiñones cortados en cubitos

3. ½ cebolla picada

4. 2 huevos

5. 2 cucharadas de salsa de tomate

6. ¼ de taza de ajo picado

7. 2 cucharaditas de mostaza

8. 1 cucharadita de hierbas italianas

9. sal y pimienta

Preparación:

1. Combina la carne de res, champiñones, huevos, cebolla, ajo, hierbas y sal y pimienta.

2. Forma un pan y colócalo en una cacerola grande.

3. Mezcla tomate, mostaza, sal y pimienta.

4. Extiende la mezcla de tomate sobre el pan.

5. Hornea a 135C por 5 horas.

Valores nutricionales por porción:

- KCAL: 275

- Fibra: 5 g

- C 5g

- P 30 g

- F 15g.

Pollo Horneado Con Hongos y Coles de Bruselas.

Los muslos de pollo y la crema pura aumentan el contenido de grasa de este sabroso plato.

- Prociones 6

- Tiempo de preparación: 15 minutos

- Cocción: 4 horas en horno.

Ingredientes:

1. 500 g de coles de Bruselas, cortadas a la mitad

2. 500 g de muslos de pollo deshuesados y picados

3. 500 g de champiñones

4. 1 cebolla picada

5. 1.5 tazas de leche o su sustituto

6. 1 taza de crema

7. sal y pimienta

Preparación:

- Mezcla la leche, la crema y el condimento.

- Pon todos los ingredientes en la bandeja del horno.

- Cocina a 130C por 4h.

Valores nutricionales por porción:

- KCAL: 450
- Fibra: 10 g
- C 2g
- P 35 g
- F 30g.

Helado de Leche de Coco.

El helado es un gran favorito en la mayoría de los hogares. Con crema de coco y edulcorantes, este es todo sabor y bajo en carbohidratos.

- Porciones 5
- Tiempo de preparación 5min
- Tiempo de cocción: ninguno.

Ingredientes:

- 2 latas de leche de coco
- 7 cucharadas de cacao en polvo
- 7 cucharadas de edulcorante en polvo

Preparación:

- Drena el agua de las latas de leche de coco y reserva solo las grasas de la parte superior.

- Mezcla el cacao y el edulcorante.

- Ponlo en un recipiente y coloca en la sección de congelación rápida del congelador.

Valores nutricionales por porción:

- KCAL 330

- Fibra 0g

- C 5g

- P 10 g

- F 30g.

Nachos con Queso

Necesitas una buena salsa de queso si quieres comer una dieta baja en carbohidratos. Esto ayudará a consumir esas verduras incluso a los paladares más quisquilloso.

- Porciones 10

- Tiempo de preparación 20min

- Tiempo de cocción: baño maría o sartén a fuego lento durante 30 minutos.

Ingredientes:

- 450 g de queso mezclado
- 2 tazas de leche
- pimentón ahumado
- pimienta negra y sal
- cebollino

Preparación:

- Calienta la leche en la estufa hasta que aparezcan pequeñas burbujas. Baja el fuego para que no hierva, pero retiene el calor.
- Rallar el queso en él. Revuelve continuamente.
- Agrega las especias y sigue revolviendo.
- Cuando todo esté mezclado, retira del fuego y deja enfriar. Cuando apenas esté tibio, córta algunas cebolletas.

Valores nutricionales por porción:

- KCAL 242
- Fibra 1g

- C 6g

- P 5g

- F 22g.

Huevos con Aguacate.

El aguacate es una fuente increíble de grasas saludables, al igual que las yemas de huevo. Entonces, ¿por qué no combinarlos en una comida sabrosa?

- Porciones 5.

- Tiempo de preparación 10min

- Tiempo de cocción: freír durante 35 minutos.

Ingredientes:

- 2 aguacates

- 5 huevos

- 100 g de queso

- jugo de limon y lima

- pimientos rojos y amarillos picados

- aceite

- sal y pimienta

Preparación:

- Mezcla los huevos con un poco de sal y pimienta y freír en el aceite, revolviendo hasta que estén revueltos y dorados.

- Mientras tanto, pica el aguacate y revuelve con limón y lima, sal y pimienta, cubos de queso y pimientos picados.

- Cuando los huevos estén listos, agrega la mezcla de aguacate y revuelve bien.

Valores nutricionales por porción:

- KCAL 290

- Fibra 4g

- C 2g

- P 12g

- F 26g.

Cassoulet bajo en carbohidratos.

El cassoulet tradicional es mucho más alto en carbohidratos, pero este se enfoca nuevamente en el cerdo graso.

- Porciones 10.

- Tiempo de preparación 15min.

- Tiempo de cocción: guisado a fuego lento durante 5 horas.

Ingredientes:

- 10 salchichas de 100% cerdo

- 10 chorizos de cerdo

- 10 Salchichas Frankfurt 100% de cerdo

- 5 pimientos rojos y verdes

- 2 cebollas

- 2 zanahorias

- 3 tallos de apio

- sal y pimienta

Preparación:

1. Pica todo bruscamente y agrega a una olla. Apenas cubre con agua hirviendo.

2. Mantén a fuego lento, con la tapa puesta, durante 5 horas.

Valores nutricionales por porción:

- KCAL 394

- Fibra 12

- C 9g

- P 22 g

- F 30g.

Comidas altas en fibra

Al seguir una dieta cetogénica, debemos asegurarnos de alimentar a nuestras bacterias intestinales. Aunque los almidones resistentes y los alimentos fermentados son una gran adición a nuestras dietas, el hecho es que lo mejor para nuestros intestinos es alimentarlos con mucha fibra. Una comida rica en fibra es aquella en la que las calorías son muy bajas. Las ensaladas, batidos y guisos pueden ser comidas ricas en fibra en una dieta cetogénica. Las comidas altas en fibra forman la otra mitad de la base de tu dieta. Una comida rica en fibra debe tener más de 10 g de fibra y constituirá la mayor parte de tu plato. Come 1-2 comidas altas en fibra todos los días.

Envoltinos de vegetales.

Estos envoltinos de vegetales, combinadas con la salsa adecuada, son una delicia y una excelente manera de agregar fibra a tu dieta.

- Porciones: 4 personas.
- Tiempo de preparación 15 minutos.

- Tiempo de cocción: ninguno.

Ingredientes:

- 1 cabeza de lechuga romana

- 2 zanahorias

- 1 pepino

- 1 cebolla roja

- 1 tallo de apio

- aderezo a tu elección

Preparación:

1. Corta finamente las zanahorias, el pepino, la cebolla roja y el apio en palitos.

2. Divide entre 12 hojas de lechuga.

3. Enrolla las hojas de lechuga y sirve.

Valores nutricionales por porción, sin aderezo:

- KCAL: 20
- Fibra15 g
- C 5g
- P 0g
- F 0g.

Ensalada de col.

La ensalada de col es una receta tradicional. Agrega más mayonesa para una comida cetogénica alta en grasa, o simplemente usa un poco para una comida fibrosa.

- Porciones 6.

- Tiempo de preparación 15 minutos.

- Tiempo de cocción: ninguno.

Ingredientes:

- 1 cabeza de repollo

- 2 zanahorias

- 1 cebolla

- mayonesa o aderezo a tu gusto

Preparación:

1. Triturar las verduras.

2. Mezclarlos con el aderezo.

Valores nutricionales por porción:

- KCAL: 92

- Fibra: 13 g

- C 2g

- P 3g

- F 8g.

Coles y Hojas de Laurel con Tocino.

Los collard verdes son una comida sureña cada vez más popular, y también alta en fibra.

- Porciones 5.

- Tiempo de preparación:10 minutos.

- Tiempo de cocción: freír 15 minutos.

Ingredientes:

- 500 g de col rizada picada

- 1 cebolla picada

- Hojas de laurel

- 3 cucharadas de vinagre balsámico

- 1 cucharada de aceite

- 1 cucharada de ajo picado

- 2 tazas de caldo de verduras

Preparación:

1. Pon las cebollas y el aceite en la olla de cocción lenta a fuego alto durante cinco minutos.

2. Agrega todos los demás ingredientes.

3. Cocin a fuego lento durante 6 horas.

Valores nutricionales por porción:

- KCAL: 82

- Fibra: 15 g

- C 2g

- P 5g

- F 2g.

Coles de Brusela con Jamón.

No a todos les gustan los germinados, pero son geniales para nosotros, y hornearlos en tocino puede ayudar realmente a mejorar su sabor.

- Porciones 6.

- Tiempo de preparación: 10 minutos.

- Tiempo de cocción: 1 hora al horno.

Ingredientes:

- 1,5 kg de coles de Bruselas

- ¼ taza de jamón cortado en cubitos

- 2 cucharadas de jugo de limón

- 3 dientes de ajo picados

- sal y pimienta

Preparación:

- Mezcla todos los ingredientes juntos.

- Hornea en el horno a temperatura alta, alrededor de 190C, durante 1 hora.

Valores nutricionales por porción:

- KCAL: 58
- Fibra: 12
- C 5g
- P 9g
- F 2g.

Sopa de brocoli.

Esta sopa contiene fibra y un sabor exquisito y puede dejarse a fuego lento en la olla de cocción lenta mientras vas a trabajar.

- Porciones 6.

- Tiempo de preparación: 5 minutos.

- Tiempo de cocción: 8 horas a fuego lento en olla de cocción lenta.

Ingredientes:

- 1 kg de brócoli picado

- 2 tazas de cebolla picada
- 4 tazas de caldo de verduras
- 1 taza de agua
- 150 g de cilantro fresco
- 2 cucharadas de jugo de lima
- 3 hojas de laurel
- mezcla de hierbas
- sal y pimienta

Preparación:

1. Mezcla todos los ingredientes en la olla de cocción lenta.

2. Cocina a fuego lento durante 8 horas.

3. Sacar y mezclar.

4. Servir con crema agria.

Valores nutricionales por porción:

- KCAL: 94
- Fibra: 34 g
- C 2g
- P 17g
- F 2g.

Cordero y Espinacas en Salsa Josh Rogam

¡Esta comida lo tiene todo: proteínas, grasas y fibra!

- Porciones 6.
- Tiempo de preparación: 15 minutos.
- Tiempo de cocción: 4 horas a fuego lento.

Ingredientes:

- 1,5 kg de cordero cortado en cubitos
- 2 cebollas rojas en rodajas
- 1 taza de yogur griego
- 2 cucharadas de manteca
- Pasta al curry Josh Rogan
- sal y pimienta

Preparación:

1. Mezcla todos los ingredientes en una olla.
2. Agrega un poco de agua y cocina a fuego lento durante 4 horas.

Valores nutricionales por porción:

- KCAL: 450
- Fibra: 14 g

- C 4g
- P 38g
- F 28g.

Estofado de Verduras.

Un estofado de verduras es la forma más rápida de aumentar tu consumo de fibra.

- Porciones 6
- Tiempo de preparación: 30 minutos.
- Tiempo de cocción: 2 horas de ebullición ligera.

Ingredientes:

- 1 taza de caldo
- 2 cebollas rojas grandes
- 2 tazas de zanahorias
- 3 tazas de calabaza
- 8 dientes de ajo
- pimenton
- Hierbas de Provenza
- sal y pimienta

Preparación:

1. Corta los vegetales en trozos de tamaño similar.

2. Pon todos los ingredientes en la olla.

3. Hervir ligeramente durante 2 horas.

Valores nutricionales por porción:

- KCAL: 80

- Fibra: 20 g

- C 11g

- P 3g

- F 4g.

Ensalada de cebolla y col rizada.

Esta ensalada no es tan dulce como una ensalada de cebolla y naranja, pero al jugar con el picante se obtiene mucho sabor.

- Porciones 5.

- Tiempo de preparación: 10 minutos.

- Tiempo de cocción: ninguno.

Ingredientes:

- 2 cebollas dulces grandes

- 1 cebolla roja

- 1 cabeza grande de col rizada
- 1 taza de lechuga

Preparación:

1. Pica las cebollas finamente.
2. Rasga las hojas de ensalada.
3. Sacudelas.

Valores nutricionales por porción:

- KCAL: 29
- Fibra: 16 g
- C 4g
- P 1g
- F 1g.

Potenciadores de proteínas

A veces podemos terminar comiendo muy poca proteína cuando nos concentramos demasiado en las grasas. Si te das cuenta de que tus niveles de proteína son demasiado bajos y estás empezando a perder músculo, debes agregar fuentes adicionales de proteína en cada comida. Varía de persona a persona, pero la mayor cantidad de proteínas que podemos absorber de una vez es de alrededor de cuarenta gramos. Por lo tanto, no comas una gran cantidad de proteínas una vez al día, ni exageres. En su lugar, agrega alimentos ricos en proteínas a cada comida para obtener 10 gramos adicionales de proteína cada vez. Un refuerzo de proteínas es cualquier comida que agrega más de 12 g de proteína. Estas comidas son pequeñas y a menudo bajas en calorías, pero agregan una cantidad esencial de proteínas para cuando tu ingesta es baja. Estas comidas son más que todo complementarias que de consumo diario.

Judías Verdes con Tocino.

Las judías verdes y los montones de tocino son un excelente refuerzo de proteínas.

- Porciones 8.
- Tiempo de preparación: 5 minutos.
- Tiempo de cocción: 20 minutos freír en sartén.

Ingredientes:

- 1 kg de judías verdes
- Tocino 500g
- 100 g de chalotes picados

- ¼ taza de vinagre balsámico
- manteca de cerdo

Preparación:

- Mezcla todos los ingredientes en el sartén.
- Cocina por 20 minutos.

Valores nutricionales por porción:

- KCAL: 192
- Fibra: 10 g
- C 10 g
- P 18g
- F 8g.

Tortilla de Huevo.

Las tortillas son la forma más rápida y fácil de agregar proteínas.

- Porciones 6.
- Tiempo de preparación: 10 minutos.
- Tiempo de cocción: freír durante 10 minutos.

Ingredientes:

- 10 huevos

- 100 g de espinacas frescas

- 100 g de tomates cherry

- 50 g de champiñones

- 50 g de queso rallado

- Cebollino fresco picado

- Pizca de sal y pimienta

Preparación:

1. Calienta un poco de aceite en el sartén mientras se prepara.

2. Pica casi todas las verduras para que estén listas para mezclar.

3. Bate los huevos, la sal y la pimienta.

4. Agrega las verduras.

5. Vierte en el sartén y cocinar 5 minutos.

6. Asegúrate de que tu tortilla sea casi completamente sólida. Dar la vuelta. Agrega las cebolletas.

7. Cuando esté firme, quítala, corta en dados y sirva.

Valores nutricionales por porción:

- KCAL: 150

- Fibra: 5 g

- C 3g

- P 13g

- F 3.5g.

Pollo crujiente rallado.

Usa pechugas de pollo para una experiencia pura de proteínas.

- Porciones 8.

- Tiempo de preparación: 15 minutos.

- Tiempo de cocción: 8 horas a temperatura baja.

Ingredientes:

- 1 kg de muslos de pollo deshuesados

- ½ taza de jugo de naranja

- ½ taza de cerveza

- jugo de una lima

- jugo de un limón

- 1 cucharada de aceite de oliva

- Condimento de carne mexicana

Preparación:

- Frota el pollo con la mezcla de condimentos.

- Pon en una olla. Vierte la cerveza y jugos encima.

- Cocina durante 8 horas a fuego lento.

- Retira y tritura.

- Frie en una sartén con una pizca de aceite de oliva para que quede un poco crujiente.

Valores nutricionales por porción:

- KCAL: 230

- Fibra: 2g

- C 5g

- P 29 g

- F 10g.

Ensalada de Pollo en Olla a Cocción Lenta.

Otra gran receta para poner mientras trabajas. Solo recuerda programarlo para que se apague después de 6 horas.

- Porciones 8.

- Tiempo de preparación: 20 minutos.

- Tiempo de cocción: cocción lenta 6 horas a fuego lento.

Ingredientes:

1. 3 pechugas de pollo en cubitos

2. 4 pimientos rojos y verdes picados

3. 2 tazas de tomates

4. 1 cebolla picada

5. ½ taza de chile

6. 2 dientes de ajo picado

7. 1 cucharadita de aceite de oliva

Preparación:

1. Fría las cebollas y el ajo. Ponga en olla de cocción lenta.

2. Agrega todos los ingredientes.

3. Cocina por 6 horas a fuego lento.

Valores nutricionales por porción:

- KCAL: 250

- Fibra: 5 g

- C 9g

- P 25 g

- F 10g.

Pollo con Salsa de Tomate Mediterráneo.

Todavía puedes disfrutar de un poco de dulzura en una dieta cetogénica, como lo demuestra esta receta.

- Porciones 6.
- Tiempo de preparación: 5 minutos.
- Tiempo de cocción: hornear por 45 minutos.

Ingredientes:

1. 2 kg de muslos de pollo deshuesados
2. 2 latas de tomates
3. 100 g de aceitunas negras sin hueso
4. 3 cucharaditas de pimentón
5. 1 cucharada de ajo picado
6. 1 cucharadita de aceite de oliva
7. sal y pimienta

Preparación:

1. Pon el pollo en la olla de cocción lenta.
2. Mezcla los ingredientes restantes juntos.

3. Vierte la salsa sobre el pollo.

4. Hornea hasta que esté bien cocido.

Valores nutricionales por porción:

- KCAL: 270

- Fibra: 10 g

- C 5g

- P 29 g

- F 13g.

Osso Bucco - Sopa de huesos.

El caldo de huesos está de moda, y por una buena razón. La médula ósea es un tónico de salud increíble. Así que cosecha los beneficios de los huesos y la carne con esta sabrosa sopa.

- Porciones 8.

- Tiempo de preparación: 30 minutos.

- Tiempo de cocción: hervir 6h.

Ingredientes:

1. 1,5 kg de carne con hueso, desde la cola o la caña

2. 2 cebollas picadas

3. 100 g de apio picado

4. 100 g de zanahoria picada

5. 1 lata de tomates picados

6. 150ml de vino tinto

7. 8 dientes de ajo picados

8. ¼ onza de champiñones

9. 1 cucharada de aceite

10. 1 cucharadita de perejil

11. 1 cucharadita de jugo de limón

12. 1 laurel

13. sal y pimienta

Preparación:

1. Pon la olla a fuego alto con media cucharada de aceite y las cebollas.

2. Después de cinco minutos, agrega el aceite restante y la carne.

3. Después de girar la carne durante 10 minutos para dorarla un poco, agrega los ingredientes restantes.

4. Cubre con caldo o agua y cocina a fuego lento durante 6 horas.

Valores nutricionales por porción:

- KCAL: 186

- Fibra: 5 g

- C 9g

- P 24 g

- F 6g.

Pollo Thai al Curry Para Olla De Cocción Lenta.

Este curry tailandés es sabroso y estará listo para ti cuando llegues a casa.

- Porciones 8.

- Tiempo de preparación: 5 minutos.

- Tiempo de cocción: 8 horas a fuego lento en una olla de cocción lenta.

Ingredientes:

- 1 kg de pechuga de pollo picada

- 2 cebollas picadas

- 1 lata de leche de coco

- 1 taza de caldo de pollo

- ½ taza de hojas frescas de albahaca

- 3 cucharadas de pasta de curry rojo

- 4 dientes de ajo picados

- 2 cucharadas de jugo de lima

- 2 cucharadas de salsa de ostras

- 1 chile rallado

- sal

Preparación:

- Mezcla todos los ingredientes en la olla de cocción lenta.

- Cocine a fuego lento durante 8 horas.

Valores nutricionales por porción:

- KCAL: 200

- Fibra: 4 g

- C 10 g

- P 27,4 g

- F 5.5g.

Camarones con Chile y Naranja.

El camarón es muy bajo en todo excepto en proteínas, lo que lo convierte en un excelente refuerzo de proteínas, ¡y este salteado es muy rápido!

- Porciones 4 personas.

- Tiempo de preparación: 5 minutos.

- Tiempo de cocción: salteado de 5 minutos.

Ingredientes:

- 1 kg de camarones pelados y desvenados

- 2/3 taza de crema

- 1 chile chipotle

- 1 cucharadita de ralladura de naranja

- canela

- especias

- sal y pimienta

Preparación:

- Licúa la mitad de la mitad del: chile, naranja, sal y pimienta.

- Poner en una sartén con los camarones.

- Saltear 5 minutos.

Valores nutricionales por porción:

- KCAL: 186

- Fibra: 0 g

- C 3g

- P 28 g

- F 6g.

Alternativas a los carbohidratos

A veces ansiaremos los carbohidratos, no por enfermedad, cándida o apegos emocionales, sino porque simplemente nos gusta la comida. Ya sea que desees un pastel, anheles el pastel de pastor o te pierdas en el crujido de las galletas, hay muchas maneras de recrear las texturas de nuestros carbohidratos favoritos y hacer versiones cetogénicas de nuestros refrigerios favoritos y comidas reconfortantes.

Puré de verduras de raíz

Como ya hemos mencionado, muchas verduras de raíz son realmente muy bajas en carbohidratos. Pero aun así tienen esa calidad terrosa, rica y pesada que hace que las papas sean tan buenas. Si deseas puré de papas como guarnición, o deseas hacer un plato que incluya un aderezo de puré de papas, como el pastel de pastor o el pastel cottage, considera cambiar la papa por un puré de vegetales de raíz. Algunas mezclas populares son la zanahoria y el sueco, los nabos en mantequilla y el sueco y el apio.

Receta:

1. Hierve la raíz de tu elección hasta que esté tierna.

2. Para verduras de raíz más blandas, como zanahorias y suecos, simplemente hazlas puré. Para verduras de raíz más duras, usa una licuadora.

3. Agrega los condimentos como desee.

Chips de vegetales de raíz

Del mismo modo, si quieres algo crujiente y delicioso como papas fritas, siempre puedes hacer chips de vegetales de raíz. Muchas personas seleccionan una opción horneada, ya que evitan las grasas, pero con una dieta cetogénica, podrías cortar algunas verduras de raíz agradable y finamente y luego freírlas y echarlas en sal y hierbas para un crujido realmente satisfactorio.

Receta:

1. Usa una guillotina para cortar las verduras de raíz muy finamente. Sacala y colocala

entre toallas de papel para absorber la humedad.

2. Calienta un aceite saludable como el aceite de coco o manteca de cerdo, de aproximadamente 1 pulgada de profundidad, en una sartén.

3. Cuando esté a temperatura, deje caer las rodajas de verduras de una en una hasta que la sartén esté medio llena.

4. Revuelve y retira cuando esté crujiente.

5. Repite los pasos 3 y 4 hasta que no queden más chips.

Panes vegetales

Es un hecho poco conocido que los huevos mantienen casi todo junto, y el polvo de hornear hace que casi todo burbujee y se eleve. Considera convertir un puré de vegetales o un batido de vegetales en un pan que puedas usar para sándwiches. Existen innumerables diferentes recetas online, pero la idea básica es hacer un puré de verduras espeso, agregar un huevo y una cucharadita de levadura en polvo por taza de puré, mezclar bien y hornear hasta que esté firme.

Receta:

1. Hierve y luego mezcla tu verdura. Si es aguada, como el calabacín, no agregues agua. Si está seco, como el nabo, agrega agua hasta que la pasta esté suave.

2. Sazonar y dejar enfriar.

3. Precalentar el horno a 200C. Forre o engrase una lata para hacer pan.

4. Batir un huevo y una cucharadita de levadura en polvo por taza de puré.

5. Vierte en una lata para hacer pan y pon en el horno.

6. Usa un cuchillo o una brocheta para ver cómo está tu pan. Retirar cuando el cuchillo o la brocheta salgan limpios

Bayas

Las bayas pueden ser frutas y contienen algunos carbohidratos, pero si estás buscando un bocadillo dulce y sabroso que no te saque de la cetosis, son tu mejor opción natural. Además, son ricas en vitamina C y antioxidantes, lo que significa que son excelentes para ti.

Receta:

1. Mezcla moras, arándanos y grosellas en tu licuadora. Agrega la misma cantidad de pepino y un poco de limón.

2. Mezcla.

3. Agregua edulcorante si lo desea (ver más abajo).

4. Usa para dulces antojos.

Edulcorantes artificiales

Si no te preocupa demasiado si tu comida es natural o artificial, pero definitivamente no quieres arriesgarte a dejar la cetosis, entonces los edulcorantes artificiales pueden ser tu única opción. Como ya hemos discutido, no son ideales, pero pueden ser muy útiles. Compr edulcorantes en polvo, ya que puedes usarlos en pudines y batidos, así como en bebidas. Esto incluye también bebidas gaseosas endulzadas artificialmente.

Receta 2: panecillos de pan de nube.

El pan de nube es una increíble mezcla de huevos y queso que también hace de un pan de sándwich ser bajo en carbohidratos.

1. Precalienta el horno a 200C.

2. Separa 5 yemas de huevo y claras. Batir las claras hasta que estén firmes.

3. Mezcla las yemas con 200 g de queso blando.

4. Dobla suavemente el queso y las claras juntas. Agrega dos cucharadas de edulcorante.

5. Vierte sobre papel de hornear. Pon en el horno.

6. Cuando los panes comienzan a dorarse, retíralos y déjalos enfriar.

Sazonar tu comida

El secreto para disfrutar de tus comidas en casi cualquier dieta es sazonarlas bien. Muchos de nuestros condimentos favoritos se basan en carbohidratos o están llenos de azúcares y jarabes. Pero eso no significa que las comidas cetogénicas deban ser sin sabor. Puedes usar masajes secos, especias picantes, hierbas dulces y fragantes, mostazas, curry, aderezos y vinagres para agregar un buen nivel de sabor a tus comidas. Y, de vez en cuando, una cucharada o dos de un condimento azucarado tampoco te sacará de la cetosis.

Mezclas de especias. Si aún no eres experto en mezclar especias, será un alivio saber que casi todas las mezclas de especias que hayas probado se pueden comprar ya mezcladas en una bolsa. Algunas de las mejores son hierbas de provincia, hierbas italianas, cinco especias chinas y mezclas de especias marroquíes. También puedes obtener caldos bajos en carbohidratos pero de alto sabor.

Frotaciones secas. Para asar tus carnes, considera aplicar un masaje seco. Una vez más, puedes comprar mezclas de frotación seca ya preparadas en frascos y latas, por lo que no hay necesidad de hacer uno tu mismo. Estas mezclas son muy ricas y realmente pueden elevar el sabor de tus comidas sin mucho esfuerzo. Además, si no deseas usarlos secos, puede agregar un poco de agua y convertirlos en una marinada para tus carnes.

Salsa de chile La salsa de chile es un salvavidas. Evita las salsas de chile dulce y las mixtas con azúcares, naturalmente. Pero este condimento caliente se puede agregar a guisos y sopas y papas fritas, y poner al lado de los platos, listo para mojar. Esto hará que no te pierdas particularmente las viejas salsas dulces que solías tener todo el tiempo. No es lo mismo, pero es un muy buen sustituto.

Pastas de curry. Al hacer un curry puede ser muy fácil equivocarse. En lugar de mezclar tu propio curry, o usar esas salsas diluidas, considera obtener frascos de pasta de curry. Esta es una mezcla de hierbas y especias que te dará un curry instantáneo, ya sea que quieras un korma o un vindaloo. Algunos tienen azúcares, así que primero lea los ingredientes. Pero la mayoría son solo especias.

Pesto. El pesto es una excelente manera de convertir una alternativa de carbohidratos en algo rico y sabroso. A menudo, nuestras alternativas de carbohidratos, como los fideos de calabacín, son bastante suaves y acuosas. El pesto es una mezcla de nueces trituradas y hierbas que se mezclarán con nuestra alternativa de carbohidratos y la convertirán en una parte mucho más gratificante de nuestro plato. Esto es especialmente cierto cuando tenemos verduras crudas, como una ensalada de repollo.

Alioli. Alioli es una palabra elegante, pero en realidad solo significa ajo en aceite de oliva. Obtén un poco de ajo machacado o pasta de ajo, mezcla la mitad con aceite de oliva y tendrás alioli. Esto lo convierte en un condimento saludable y delicioso para ensaladas, salsa para carnes y en general un excelente refuerzo de grasas.

Mayonesa. No necesariamente debes comprar mayonesa en las tiendas, ya que la mayor parte está hecha con aceites refinados poco saludables que no son buenos para ti. Pero la mayonesa en realidad es solo aceite y huevos, así que si encuentras una marca que hace mayonesa natural o mezclas la tuya, puede ser una gran adición a una dieta cetogénica. Es delicioso y convertirá tus ensaladas simples en algo increíble.

Apósitos: Si no estás seguro sobre el alioli o la mayonesa, ¿por qué no experimentas con tus propios aderezos? Mi fórmula general de aderezo es una parte de aceite como el aceite de oliva o de coco, una parte de alimentos como el vinagre balsámico o mostaza, una parte de hierbas y especias. Mezcla estos ingredientes en un recipiente con tapa de rosca, sacúdalos bruscamente y tendrá un aderezo para tus ensaladas. Puedes experimentar con estos apósitos hasta que encuentres el adecuado para ti. También se mantienen bien, debido a su alto contenido de vinagre.

Comer Comidas De La Dieta Cetogénica Fuera de Casa

No siempre podemos quedarnos en casa y vivir completamente de comidas caseras. Si pudiéramos, las dietas no serían tan difíciles en primer lugar. Realmente puede ayudar si la primera semana que inicias con el estilo de vida keto comes completamente en casa, ya que esto te ayuda a superar esos primeros antojos de carbohidratos y a meterte en el ritmo de las cosas. Pero tarde o temprano debes comenzar a salir con amigos y familiares nuevamente. Entonces, ¿cómo planeamos nuestras comidas cuando comemos en un restaurante?

Aquí es donde una dieta cetogénica nuevamente tiene una ventaja sobre muchas otras dietas bajas en carbohidratos. Debido a que una dieta cetogénica se enfoca en que permanezcas en la cetosis, no hay alimentos malos que debas evitar. Mi regla general sería no preocuparte por los carbohidratos incidentales, como los azúcares en las salsas o el empanado de proteínas. En cambio, ordena algo que sea rico en proteínas y grasas, y mientras permanezcas en cetosis, no te preocupes por los carbohidratos ocultos. Algunas excelentes ideas para comidas cetogénicas que puedes comer fuera incluyen:

Ensaladas: Es difícil meterse con una ensalada. Algunas tienen un mayor contenido de carbohidratos, pero generalmente son las que tienen carbohidratos directamente mencionados en sus nombres. Siempre que evites las ensaladas de pasta y las ensaladas de papas, y elijas ensaladas frías en lugar de ensaladas calientes, obtendrás una comida bastante saludable.

Hamburguesas sin pan: No hay una regla que diga que debes ordenar las cosas exactamente como están en el menú, o comerlas exactamente como llegan. Considera pedir una hamburguesa con todos los ingredientes, pero sin pan, y comérsela con un cuchillo y un tenedor.

Pollos asados: Los pollos asados son una excelente manera de comer sano. Son casi completamente carne pura, obtienes una gran relación calidad-precio y no sentirás que te estás privando a ti mismo mientras te estás dando el gusto.

Bistec y huevos: Otra excelente forma de no sentirte excluido. El filete y los huevos es una comida agradable para cenar, pero no te sacará de la cetosis.

Tocino y huevos: Para una opción de desayuno, el tocino y los huevos pueden ser difíciles de superar. Dos fuentes de proteínas saludables y sin carbohidratos, ambas bastante altas en grasas naturales. Este desayuno te llenará y te hará feliz. Simplemente evita comer cualquier adiciona, o pídelo sin ellos.

Muchos platos de pescado: Por alguna razón, parece suponerse que la persona que ordena pescado está a dieta. Lo que funciona muy bien para nosotros. Solo pregunta con anticipación para asegurarte de que el pescado no esté empanado o maltratado, y pídeles que cambien las papas fritas por una ensalada.

Estofado Francés y otros guisos de verduras. Muchos guisos de verduras servidos en restaurantes son muy bajos en carbohidratos y calorías, y muy saludables. Desde el estofado francés hasta el estofado de calabaza, tendrás muchas opciones bajas en carbohidratos. Esto es especialmente cierto en la comida china, donde los carbohidratos son difíciles de evitar.

Por otro lado, cuando intentas mantenerte en cetosis hay algunos alimentos que nunca debes pedir. Estos alimentos son casi siempre ricos en carbohidratos.

Cualquier cosa con granos, legumbres o papas como punto principal: No hay que decirlo, pero: si el enfoque principal de un alimento son los granos, legumbres o papas, será alto en carbohidratos.

Cualquier cosa con frutas: Incluso una pequeña cantidad de fruta puede contener una gran cantidad de azúcar, y a menudo los platos con sabor a fruta tienen azúcares añadidos para hacerlos aún más dulces. No vale la pena el riesgo.

Cualquier cosa que se haya mezclado. El problema con los alimentos mezclados como los batidos y las sopas es que ya no se puede saber qué contienen. Apégate a los guisos, donde puedes ver lo que estás comiendo.

Salchichas: La mayoría de las salchichas de restaurantes tienen una cantidad abismalmente baja de carne real. La mayoría de las veces tendrán muchos rellenos, como maíz o trigo. Al comer fuera, es más seguro evitarlas.

Sustitutos de la carne: Desafortunadamente, el caso es el mismo con los sustitutos de la carne que con las salchichas. Por supuesto, hay muchos sustitutos de la carne bajos en carbohidratos. Pero no se garantiza que sean los que el restaurante está utilizando.

Comida de la que nunca has oído hablar: Si realmente no tienes idea de qué es, búscalo en tu teléfono o evítalo. ¡Más vale prevenir que lamentar!

Capítulo 11: Preguntas Frecuentes Sobre La Dieta Cetogénica.

Al considerar comenzar una dieta altamente específica, es normal tener algunas preguntas. Y cualquier dieta que valga la pena debería proporcionar respuestas claras y sensatas a esas preguntas. Entonces, para ayudarte, aquí hay una lista de preguntas frecuentes sobre la dieta cetogénica, con sus respuestas más concisas.

¿En qué se diferencia la dieta cetogénica de cualquier otra dieta baja en carbohidratos?

Todas las dietas fomentan una ligera cetosis para perder peso, y todas las dietas bajas en carbohidratos nos disuaden de comer fuentes de carbohidratos. Una dieta cetogénica es diferente porque no se enfoca en lo que pones en tu plato, sino en lo que obtienes de él. No estás midiendo los niveles de calorías o carbohidratos, sino el estado físico de tu cuerpo. Esta es una forma de dieta mucho más intuitiva y confiable que simplemente prestar atención a lo que pasa en la boca,

¿Necesito comer una dieta especializada?

¡De ningún modo! Muchos escritores de dietas intentarán vincular su dieta a una gama de productos, convenciéndote de que solo puedes hacer la dieta correctamente si cada comida sale de una caja o una botella. El hecho es que si sigues esta dieta correctamente, no tendrá más éxito si compras comidas preparadas cetogénicas o si comes alimentos reales.

¿Necesitaré suplementos?

En un mundo ideal, no. Pero si descubres que te está costando comer suficiente grasa, proteínas, vitaminas o fibra y, por alguna razón, no puedes comer los alimentos que necesitas para reponerlos, es posible que necesite suplementos.

¿Echaré de menos comer carbohidratos?

No voy a mentir: por supuesto que lo harás. Ya sea que se trate de un antojo, o simplemente pases por tu pastelería favorita, o si tu amigo está comiendo pizza, a veces querrás carbohidratos. Es por eso que aplicamos el principio 80/20: para que puedas disfrutar de los carbohidratos de vez en cuando sin comprometer todo tu arduo trabajo.

¿Puedo iniciar la dieta cetogéenica si soy vegano?

Definitivamente es posible hacer la dieta cetogénica con una dieta vegetariana o pescetariana, ya que las grasas animales proporcionarán el equilibrio adecuado para mantenerte saludable durante la cetosis. Cuando eres vegano es posible, pero un poco más difícil. Harías bien en investigar varias fuentes de grasas sabrosas y concentrarte en hacer aderezos veganos ricos para ensaladas de hoja completa.

¿Puedo hacer la dieta cetogénica si soy diabético?

De hecho, las dietas cetogénicas a menudo se recetan a los diabéticos como una forma de controlar los niveles de azúcar en la sangre. Sin embargo, no puedes recetarte por si solo. Habla con tu médico sobre lo que es mejor para ti.

¿Tendré que cambiar mi estilo de vida?

No tienes que hacerlo, pero te ayudará. Puedes perder peso con solo mantenerte en un déficit de calorías en la cetosis, y reducir la inflamación al comer menos azúcares. Pero si haces ejercicio, evitas las drogas, bebes con moderación y te aseguras de respirar aire fresco y tomarte un tiempo para relajarte, los beneficios de esta dieta se multiplicarán.

¿Qué pasa sila dieta dectogénica no funciona para mí?

Entonces no la hagas. Es el trabajo de tu dieta trabajar para ti, no tu trabajo trabajar para tu dieta. Si haces todo bien, resistes y aún no sientes ninguna mejora después de algunas semanas, o comienza a sentir efectos secundarios, entonces esta dieta puede no ser para ti. No temas: existen innumerables dietas que podrían ser perfectas para tu cuerpo y estilo de vida.

Conclusión.

En conclusión, una dieta cetogénica puede ser algo increíble... cuando se hace correctamente. Estoy seguro de que ahora tienes claro qué tan buena puede ser una dieta cetogénica para una persona promedio, en su mayoría saludable, y también para muchas personas con prolemas de salud. Esperemos que este libro también te haya dejado lo suficientemente seguro como para darte una oportunidad de iniciar una dieta cetogénica, y con todas tus preguntas respondidas.

Algunos pueden permanecer escépticos, y entiendo esto. Nos han vendido tantas dietas basuras que no es sorprendente cuando ponemos los ojos en blanco en una nueva. Pero la cetosis no es una moda pasajera, es una realidad médica. Entonces, en lugar de vivir en la duda, al menos pruebe esta dieta. ¿Que es lo peor que puede pasar?

www.ingramcontent.com/pod-product-compliance
Lightning Source LLC
Chambersburg PA
CBHW070754300326
41914CB00053B/652